AF317859

LA BOURBOULE

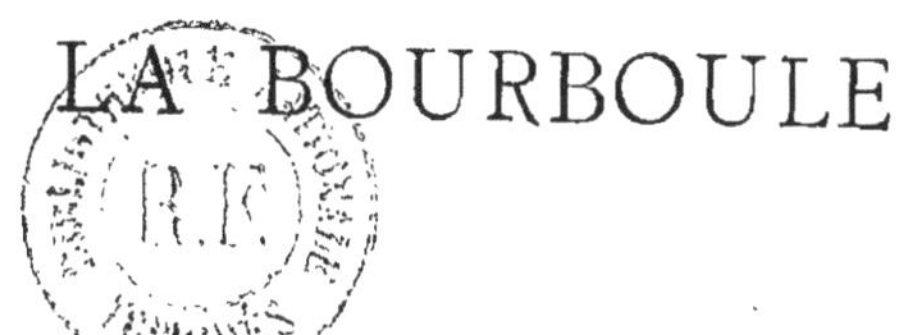

LA
BOURBOULE

Station Thermale

Station de Climat

PAR LE

Docteur H. VERDALLE

Membre Correspondant de la Société Médicale

des Hopitaux de Paris.

Médecin des Hopitaux de Bordeaux.

Ancien Président de la Société de Médecine et de Chirurgie

de Bordeaux,

et de la Société de Médecine et d'Hygiène de Cannes.

Médecin Consultant à La Bourboule et à Cannes.

NOTE DE L'AUTEUR

J'ai surtout utilisé, pour la préparation du présent travail, mes notes et observations personnelles ; mais j'ai cependant tenu grand compte de tout ce qui a été écrit sur La Bourboule, par des maîtres tels que Gueneau de Mussy, Labadie Lagrave, Huchard, etc., et par des médecins de la station.

Parmi ces derniers, je me fais un plaisir de citer MM. Boudry, Cany, Maurel, Nicolas, Sersiron, dont les travaux sont les plus récents et encore, parmi mes prédécesseurs, Danjoy et le véritable créateur de la station, Louis Choussy.

Que M. Voillaume, l'Administrateur très distingué de la Compagnie des Eaux de La Bourboule, me permette de le remercier pour la remarquable notice de technique qu'il a bien voulu rédiger et qu'il me fait le grand honneur de joindre au présent mémoire.

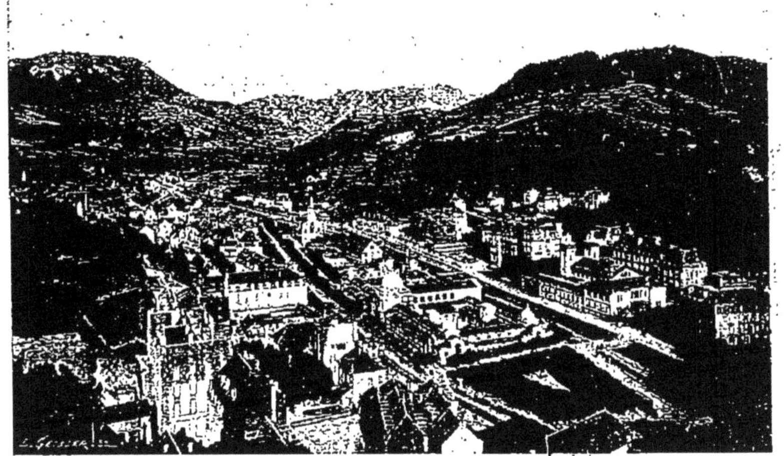

Vue générale de La Bourboule.

CHAPITRE PREMIER

Considérations générales

Le but que nous nous proposons en publiant cette étude est de faire connaître La Bourboule aux médecins et au public, d'exposer les indications, les effets de la médication, les procédés d'administration des eaux.

Mais nous entendons rester sur le terrain de la pratique. On voudra donc bien nous excuser si nous n'entrons pas dans de longues considérations sur la nature des eaux et sur le mécanisme physiologique de leur action ; ce ne serait là que de la théorie, séduisante peut-être, mais toujours quelque peu risquée : vérité aujourd'hui, erreur demain.

L'eau de La Bourboule est très fortement arsenicale ; elle

contient, en outre, une forte proportion de chlorure de sodium et de bicarbonate de soude ; sa thermalité est élevée, sa radio-activité considérable.

De prime abord, une idée s'impose donc à l'esprit, c'est qu'une telle eau minérale doit avoir une action des plus puissantes et, de plus, que l'arsenic, élément prédominant, doit être un des principaux facteurs de cette action. Nous verrons dans la suite que l'observation clinique confirme cette idée.

Quelle est la forme et la variété de cet arsenic naturel ? Dans la classe de tous ces composés arsenicaux que découvre, pour ainsi dire, tous les jours la chimie, quelle place doit-il occuper ? Son état d'association avec le chlorure de sodium et le bicar-bonate de soude (sans compter d'autres éléments encore) joue-t-il dans l'action thérapeutique un rôle important ? Autant d'inconnues, mais aussi autant de probabilités.

Ce que nous apprend l'observation, c'est que la cure de La Bourboule constitue une médication de premier ordre et que ses effets semblent bien dus à un arsenic, mais probablement de nature spéciale ; médication complexe, dont les effets portent à la fois sur l'état général et sur les états locaux.

Comme le font les grands médicaments (iode, mercure, etc.) lesquels, en agissant sur l'économie entière, réagissent du même coup sur les lésions locales, ainsi la médication bourboulienne retourne, pour ainsi dire, un organisme, le modifie de fond en comble et agit à la fois sur les troubles de l'état général et sur les troubles locaux.

Nous la voyons aussi, appliquée comme topique, avoir une action curative sur les lésions externes (peau, muqueuses) ; c'est aussi comme topique, nous le verrons plus tard, qu'elle agit sur les muqueuses des voies aériennes.

Mais l'énergie des produits de laboratoire n'est que très vaguement comparable à celle de notre arsenic naturel.

Exemple : voici un diabétique ; soumis à la liqueur de Fowler, il ne voit que très légèrement baisser le taux de son sucre ; dès les premières doses d'eau minérale (50 à 60 grammes) le glycose baisse de moitié, et quelquefois davantage.

Ou encore : après une cure de deux ou trois semaines, on

constate un changement énorme dans l'état général d'un enfant; on voit, chez un adulte, une maladie chronique changer d'allure ; les crises d'asthme, par exemple, cesser brusquement.

Ces résultats s'accentuent dans la suite ; ces mêmes malades avaient suivi, à plusieurs reprises, un traitement à base d'arsenic; ils en avaient retiré quelque bienfait ; mais pas de comparaison possible. Tant qu'on s'était contenté des préparations pharmaceutiques le médicament avait été simplement utile ; il n'avait qu'une action momentanée, restreinte. La cure thermale a produit, en quelques jours, des résultats étonnants ; très souvent ces résultats restent acquis, définitifs.

Il y a donc dans cet arsenic naturel quelque chose de plus qui le met à part et hors de pair.

Concluons : l'eau minérale de La Bourboule, avec sa radioactivité considérable et sa haute thermalité, constitue un médicament complexe, à base d'arsenic. Là est la clef de ses indications. Tout malade justiciable de l'arsenic est justiciable de nos eaux.

Nous avons le droit, de par la clinique, d'affirmer l'énergie toute particulière de cet admirable médicament naturel.

Tels sont les grands traits de la médication.

Pouvons-nous aller plus loin et chercher à établir l'action de la cure sur le mécanisme intime de la nutrition, sur la vie de la cellule, sur les échanges ? Il faudrait, pour arriver à une conclusion vraiment scientifique, des recherches d'une extrême difficulté, des expériences répétées sur les animaux, des observations sur un nombre considérable de sujets sains.

Nous ne sachons pas que pareil travail ait jamais été tenté et nous ne pensons pas qu'il soit près de l'être.

Nous nous bornerons donc aux données générales de physiologie, suffisantes, au reste, pour fixer le praticien.

CHAPITRE II

Considérations générales sur la cure

Tout d'abord une remarque s'impose : ici, comme dans toute station thermale, il faut tenir grand compte de facteurs très importants, mais étrangers à la cure proprement dite : c'est l'acclimatation, le changement de milieu, pour des malades qui viennent d'une grande ville, d'un pays plat, de contrées chaudes, et se trouvent tout d'un coup transportés à une altitude de près de 900 mètres, où l'air est vif, où les nuits sont souvent plus que fraîches, où la température subit des variations brusques.

C'est le changement d'hygiène, d'alimentation, d'exercice. C'est enfin la pratique journalière de l'hydrothérapie sous toutes ses formes.

Tous ces changements de milieu, d'habitudes ont forcément une action sur l'organisme ; la formule de vie est modifiée, on vit plus, on vit double. Quoi d'étonnant si l'état général se modifie rapidement, si la vitalité est augmentée, la circulation plus active, l'appétit excité, si les couleurs se ravivent et les forces se réveillent ?

En revanche et comme revers de la médaille, peuvent survenir une foule de petits accidents qui sont, pour ainsi dire, la menue monnaie de cette excitation générale : congestions diverses, troubles des fonctions digestives, refroidissements, accidents légers, encore une fois, troubles passagers dus le plus souvent à des imprudences, à des écarts de régime. On les observe du reste aussi bien chez les personnes qui ne suivent pas le traitement, ce qui prouve bien qu'il n'y est pour rien.

Notons que ces conditions de vie nouvelles constituent une
partie de la cure et une partie importante. Il convient de
pousser le malade à en profiter dans la plus large mesure
possible : il devra vivre au grand air, faire des promenades,
sinon des courses, de l'exercice autant que son état de santé le
lui permettra.

Quant à la cure elle-même, soit l'action de l'eau en boisson
ou en applications diverses (bains, douches, inhalations),
pouvons-nous en fixer la physiologie par quelques traits précis ?
Impossible dans l'état actuel de nos connaissances.

Dans les chapitres suivants nous étudierons les effets du
traitement dans les affections portant sur tel ou tel appareil
de l'économie. Nous y verrons les modifications qu'il apporte
dans les divers états d'anémie, dans les troubles de l'appareil
respiratoire, de l'appareil nerveux, du système tégumentaire, etc.
A propos du diabète, nous établirons son action sur la sécrétion
et l'excrétion de l'urine, sur le chimisme urinaire, sur certaines
fonctions du foie, etc.

C'est à propos de tous ces points particuliers qu'il sera permis
de se faire une idée de l'action intime de la cure. Hors de là,
tout n'est que supposition. L'observation du malade est notre
seul élément de certitude.

POUSSÉE THERMALE

Nous n'observons à La Bourboule ni poussée, ni fièvre thermales, telles que les ont décrites des médecins exerçant dans
d'autres stations.

Tout ce qu'on peut dire, c'est que certains sujets éprouvent
au bout de quelques jours comme des phénomènes de congestion légère (tête lourde, sensation de chaleur, etc.), mais ces
faits sont exceptionnels et, le plus souvent, la suggestion suffit
à les expliquer, peut-être aussi les changements d'hygiène
(altitude, vie au grand air, alimentation exagérée).

On peut affirmer que l'intolérance pour la boisson est absolument exceptionnelle, je n'en ai observé que peut-être deux ou

trois cas, un, entre autres, où une dose de quelques grammes
déterminait presque immédiatement de la diarrhée.

Par contre, on voit des malades ayant un passé très chargé
au point de vue de la susceptibilité du tube digestif supporter
admirablement la cure. Le tout est de la manier prudemment.

ACTION SUR LE TUBE DIGESTIF

Beaucoup de malades accusent au bout de quelques jours
de l'inappétence, de la fatigue ou de la pesanteur d'estomac ;
c'est le plus souvent à une alimentation défectueuse qu'il faut
attribuer ces troubles, tandis que le malade les met volontiers
sur le compte de l'eau minérale.

On nous pose fréquemment la question suivante : l'eau minérale a-t-elle une action sur la constipation ? Pour ou contre ?
Tant de facteurs entrent en jeu qu'il est impossible de se faire
une opinion à ce sujet (changements de vie, de nourriture, etc.).
Je concluerais volontiers cependant, de par mon observation
personnelle, que cette action est nulle.

DURÉE DE LA CURE

Comme dans toutes les stations thermales la durée de la cure
est fixée à vingt et un jours.

Faire une saison, c'est demeurer dans une station pendant
une période de vingt et un jours ; tels les réservistes !

Les femmes veulent bien parfois nous accorder quelques
jours supplémentaires quand leurs calculs ont été mal établis ;
c'est tout !

Pourquoi vingt et un jours aux eaux et un mois à la mer ?
Demandez-le à la mode, à l'usage ; il n'y a pas d'autre raison.

Les médecins protestent ; ils déclarent qu'il est absurde de
fixer ainsi à l'avance la durée d'un traitement ; que tel malade,
en effet, n'a besoin que de trois semaines, mais que, pour tel
autre, il en faudrait six et même davantage. En général ils se
heurtent à un refus.

Certains clients, doués de raison, vous disent en arrivant :
« Mais, docteur, je resterai le temps qu'il faudra, le temps que
vous jugerez nécessaire ». Ils sont malheureusement trop rares.
La grande majorité nous assigne un délai de guérison ; que
faire ? Agir au plus vite et au mieux.

La vérité c'est que le malade devrait se laisser guider aussi
bien pour la durée de la cure que pour la cure elle-même.
Pourquoi ne pas assigner à son médecin un délai fixe pour le
traitement d'une bronchite, d'une pneumonie, d'une fièvre
typhoïde ? Ce serait tout aussi raisonnable !

Tâchons donc de faire comprendre au client qu'il est contraire à ses intérêts d'écourter ou de précipiter une cure, que le
médecin doit être seul juge de sa durée ; qu'il est souvent très
utile de ménager, pendant le traitement, des périodes de repos
ou total ou partiel ; enfin qu'une cure un peu plus longue et
bien réglée lui épargnera probablement la dépense d'une seconde
ou d'une troisième. Ce dernier argument sera peut-être le plus
convaincant.

Une grosse erreur commise par certains malades, erreur
contre laquelle on ne saurait protester trop vivement,
c'est de croire que, lorsqu'ils ont fait une première cure,
ils peuvent se passer pour les suivantes des conseils
d'un médecin. A La Bourboule surtout, où les eaux sont
si puissantes, cette erreur peut leur être et leur est souvent
funeste.

D'une année à l'autre le « tempérament » change et aussi
la maladie et telle dose de boisson ou tel procédé d'administration qui étaient indiqués à un moment peuvent ne plus
convenir à un autre.

Suivre ainsi un traitement à l'aveuglette c'est s'exposer
souvent à un grave danger. Tous les ans, dans les stations où
les eaux sont vraiment actives, on constate chez les malades
ainsi inconscients des accidents sérieux, parfois des accidents
mortels.

Que dire de certains qui ne sont jamais venus à la station et
qui se laissent guider par leur voisin de table ou par je ne sais
quel conseilleur de hasard ?

La loi défend à un pharmacien de délivrer sans ordonnance des médicaments dangereux ou même actifs. Sans aller jusqu'à vouloir étendre cette prohibition aux établissements thermaux, il serait cependant à désirer que, passées certaines doses et pour certains procédés d'application (douches, inhalations), une autorisation de médecin fût demandée par l'Administration.

Sans compter les suites lointaines de ces cures inconsidérées ! Quels désordres peuvent entraîner ces doses excessives de boisson, cette fureur de manœuvres hydrothérapiques ou autres (car de tels malades font tout et le reste), c'est le médecin ordinaire qui en pourra juger quand son client lui reviendra. Et que de fois la cure thermale est incriminée quand c'est le client qui est le seul coupable !

CONTRE-INDICATIONS

Age

Le jeune âge ou l'âge avancé constituent-ils une contre-indication ? J'ai fait suivre la cure à des enfants tout jeunes ; cette année, entre autres, à un baby de 22 mois (asthme et urticaire), à des vieillards qui avaient dépassé 80 ans, aussi bien les uns que les autres l'ont parfaitement supportée. Mais il convient, à ces deux âges extrêmes, de manier les doses avec une grande réserve et de n'user que très prudemment du traitement externe (bains, douches, inhalations).

Maladies aiguës — Convalescence des maladies aiguës

Il est de règle que tout malade en état de crise doit s'abstenir d'un traitement thermal. Il faut attendre que tous phénomènes aigus soient complètement apaisés, aussi bien pour commencer la cure que pour la reprendre, si quelque crise en a nécessité l'interruption.

Mais il n'est pas nécessaire d'attendre indéfiniment. J'ai soigné souvent des malades à peine convalescents d'affections sérieuses (broncho-pneumonies, pleurésies, accidents congestifs divers) ; ils ont pu suivre la cure intégralement et avec fruit.

Maladies chroniques

Les affections du cœur ne constituent pas une contre-indication, pourvu qu'elles soient bien compensées. Les affections des reins de même, quand elles ne sont pas trop avancées. L'albuminurie diminue même ordinairement sous l'influence de la cure.

Les troubles de fonctions digestives, du foie, s'ils ne tiennent pas à une lésion grave, n'empêchent pas la cure. Mais il faut tâter la susceptibilité du malade, ne procéder que doucement, savoir suspendre ou arrêter les doses de boisson.

« Je ne compte nullement que vous ferez ingérer à ma malade des kilogrammes de vos eaux si puissantes », m'écrivait, il y a quelques années, un maître incontesté en thérapeutique, M. le professeur Gilbert. « Je vous prie, au contraire, de ne les lui administrer qu'avec les plus grandes précautions, par cuillerées à café, si je puis m'exprimer ainsi. »

Cette phrase pourrait servir d'épigraphe ou de conclusion au chapitre des contre-indications de la cure de La Bourboule.

En résumé, rien n'est difficile comme d'écrire un pareil chapitre. C'est au médecin ordinaire à juger si son malade peut supporter une cure thermale et, si le sujet n'est pas atteint d'une affection vraiment menaçante, s'il n'est pas trop facilement exposé à des accidents congestifs, il peut l'envoyer à La Bourboule en toute confiance.

Combien de malades avons-nous soignés atteints de gros diabète avec congestion du foie, ou de tuberculose ancienne, combien encore ayant eu le cœur touché par la goutte ou le rhumatisme, combien d'artério-scléreux ou encore de coloniaux qui, sous l'influence du climat ou de la malaria, avaient eu des poussées du côté du foie ! Et jamais nous n'avons constaté d'accidents qui fussent imputables à la cure.

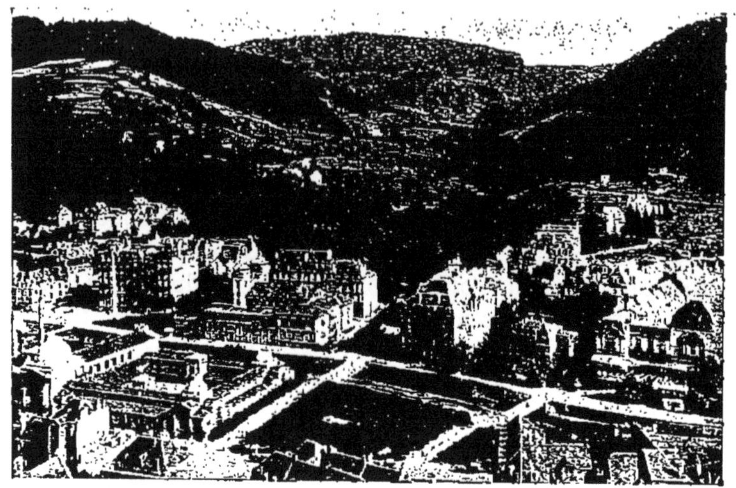

Vue générale de la ville. — Vallée de Vendeix.

CHAPITRE III

Topographie — Climat — Description

La Bourboule est située en Auvergne, en plein Plateau Central ; dans la partie montagneuse (massif des monts Dore), presque à la source de la Dordogne, à 850 mètres d'altitude. Elle est reliée à Paris par le réseau des chemins de fer d'Orléans. Pendant la saison, il existe des trains directs avec sleeping-car pour la nuit, faisant le trajet en 9 heures.

Climat de montagne, parfois très rude en hiver, mais tempéré en été ; on pourrait presque dire que, dans cette région, l'été n'existe pas ; le printemps commence en mai pour finir en octobre.

Le soleil y est chaud comme ailleurs, mais l'ombre est toujours fraîche, fraîches aussi les matinées et les soirées, et les nuits plutôt froides, même en plein été.

Aussi, précaution indispensable : se munir, pour un séjour, de vêtements de laine et emporter toujours pour la promenade manteau ou plaid ; éviter de s'asseoir à l'ombre trop épaisse.

La Bourboule est bâtie sur les bords de la Dordogne, au confluent du ruisseau le Vendeix; la Dordogne n'est encore là qu'un simple torrent.

Les deux vallées se rencontrent en ce point presque à angle droit, la vallée de la Dordogne courant de l'est à l'ouest, celle du Vendeix du sud au nord. Des montagnes élevées les bordent des deux côtés, mais la pente en est douce, s'échelonnant par gradins ; des prairies, des champs, des bois se succèdent jusqu'au sommet. En haut s'étendent d'immenses plateaux, pâturages et forêts.

La vallée de la Dordogne, vallée principale, orientée de l'est à l'ouest, abritée, par conséquent, des vents du nord et du sud par de hautes montagnes, est largement ouverte à l'ensoleillement ; même à l'époque où les jours raccourcissent, cette orientation permet l'ensoleillement jusqu'à la fin de la journée.

La pente du sol et aussi sa perméabilité facilitent l'assèchement ; quelques minutes suffisent pour que, même après une forte pluie, les chemins et les sentiers soient secs.

La ville est percée de larges boulevards, de rues bien tracées ; des hôtels de tous ordres, des pensions de famille, des villas, des maisons avec appartements meublés s'offrent à toutes les bourses.

La Bourboule est alimentée en eau potable par la source de Bozat, captée au flanc de la montagne de ce nom, à 6 kilomètres environ.

L'eau est amenée en ville par canalisation souterraine, sans contamination possible dans son trajet ; au dessus et au voisinage de la source aucune habitation.

Un marché bien fourni et de nombreux magasins assurent l'approvisionnement en denrées de toutes sortes.

Un chemin de fer (funiculaire-crémaillère) part de La Bourboule même et monte jusqu'au plateau de Charlannes, à une

Analyse de M. le Professeur Calmette

INSTITUT PASTEUR
DE LILLE

Échantillon N° 148

Analyse Bactériologique d'Eau.

Date d'arrivée : 1er Février 1911.

Provenance : LA BOURBOULE (Puy-de-Dôme) *Mairie*

Eau de distribution prélevée à la fontaine, place GUILLAUME-LACOSTE.

Nombre de germes microbiens aérobies par centimètre cube (comptés par la méthode des plaques de gélatine nutritive après 10 jours).. Néant

Nombre de microbes liquéfiant la gélatine par cent. cube..... Néant

Nombre de germes de moisissures par centimètre cube, penicillium, glancum.. Présence

Microbes déterminés : Bactérium coli...................... Néant

— Bacille typhique d'Eberth............ Néant

— Bacille pyocyanique................. Néant

— Sarcines......................... Néant

— Bacillus fluorescens liquefaciens....... Néant

— Czenothrix....................... Néant

— Streptothrix .... Néant

RÉSULTATS :

Eau excellemment propre aux usages domestiques. Cette eau peut être considérée comme stérile. Les moisissures proviennent de l'air au moment de la prise d'échantillon.

Lille, le 11 Février 1911.
Le Directeur de l'Institut,
Signé : Dr CALMETTE

Pour copie certifiée conforme,
Le Maire de La Bourboule,
Signé : REBOIS

hauteur de 1.050 mètres. Un hôtel avec restaurant et terrasse a été construit tout près de la gare d'arrivée.

De là, par des sentiers tracés un peu au hasard, à travers une magnifique forêt de hêtres et de sapins séculaires, on peut gagner sans fatigue les hauts plateaux et s'élever ainsi, par pentes insensibles, jusqu'à 1.100 et 1.200 mètres.

Très appréciée des baigneurs, cette promenade facile leur

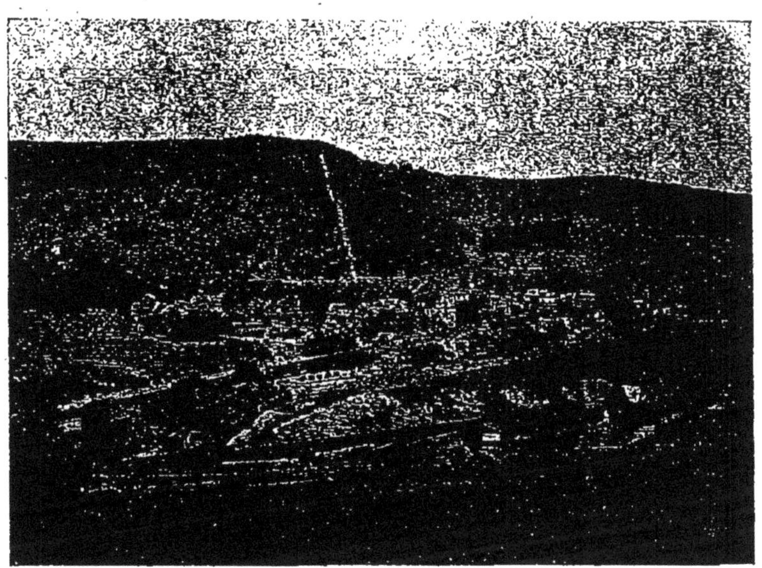
Funiculaire et montagne de Charlannes.

permet de passer la journée loin du bruit et de la poussière, de faire de l'aération idéale dans cet immense parc naturel.

Un très beau jardin public est situé dans la ville même, c'est le parc Fenestre, qui appartient à la Compagnie des Eaux ; il est entretenu avec le plus grand soin.

Le baigneur peut faire aux environs ou au loin une foule de promenades, à pied, à cheval ; l'*ânalcade* fait la joie des enfants petits et grands ; gravir la montagne par des sentiers quelquefois un peu raides, ou suivre dans le fond des vallées des chemins creux, bordés de noisetiers et de cerisiers sauvages, ou encore faire en voiture ou en auto des excursions lointaines.

Les grandes vallées de la Dordogne et du Vendeix, les petits *creux* qui s'y jettent sont charmants dans leur décoration verdoyante ; du haut des plateaux, pâturages toujours frais, se découpent à perte de vue sur le ciel les monts bleuâtres du Cantal, plus près, les cimes déchiquetées des sombres monts Dore ; à l'horizon se détachent les collines et les montagnes de la Creuse, du Nivernais, des monts Dôme, du Plateau

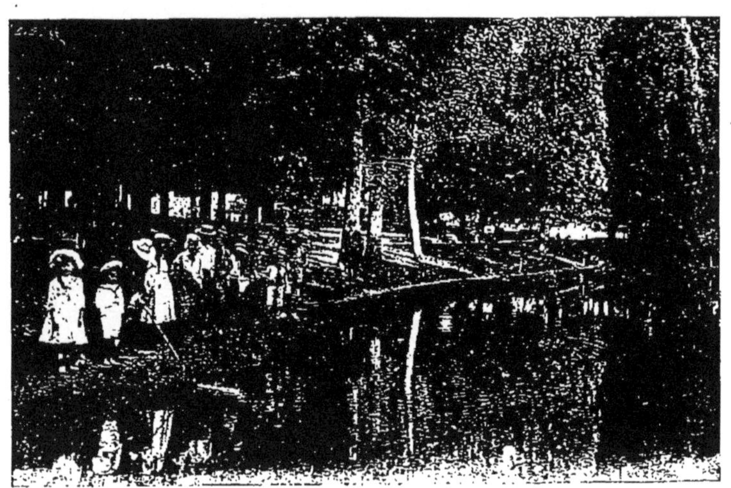

Le Parc Fenestre.

Central et s'étendent à leurs pieds les plaines de la Limagne, comme un immense et doux tapis de verdure.

Pour les excursions lointaines les buts de promenade ne manquent pas : sites pittoresques, cascades, lacs, ascensions ; monuments curieux, églises, châteaux, bourgs et villes anciennes.

Bref, pour qui sait et veut s'occuper, ne font défaut ni l'agrément, ni l'intérêt.

La matinée est, en général, prise par le traitement, mais les après-midi sont libres et elles ne peuvent être mieux remplies que par la promenade au grand air, complément nécessaire du traitement thermal.

CHAPITRE IV

Les Sources et les Établissements (¹)

I. — LES SOURCES

La Bourboule est placée au centre du Plateau Central sur les terrains les plus anciens de cette région volcanique. A l'endroit qu'elle occupe, le granit, dont les assises puissantes formaient au début de l'époque primaire l'écorce supérieure du globe, soumis aux bouleversements provoqués par le refroidissement général extérieur, se fractura dans diverses directions. Une grande faille, presque nord-est—sud-ouest se produisit alors, par l'affaissement du voussoir est, sur une hauteur que l'on a estimée à 250 mètres environ. Cet accident créait une ligne de moindre résistance qui fut utilisée de suite par l'activité volcanique. A l'extrémité nord, un volcan important prenait naissance (Banne d'Ordanche) ; ce fut à ce moment une série d'éruptions violentes auxquelles on doit des nappes de laves considérables s'étendant à l'ouest au-delà de Laqueuille, et des couches très diverses de cendres cinérites, que l'on retrouve aujourd'hui sur le versant est, jusque dans la vallée de la Dordogne. Ce volcan éteint et détruit sur près de 500 mètres de hauteur par l'érosion se manifeste encore par sa cheminée basaltique qui forme le sommet de la Banne d'Ordanche.

A l'extrémité sud, un pointement volcanique jalonne la faille sur le plateau de Charlannes. Au milieu enfin jaillissaient les sources thermales de La Bourboule. Près d'elles on voit très

(1) Ce chapitre a été rédigé par M. VoILLAUME, Ingénieur, ancien élève de l'École Polytechnique et Administrateur-Délégué de la Compagnie des Eaux Minérales de La Bourboule.

nettement la lèvre nord de la faille, derrière l'établissement Choussy, au pied de la falaise granitique qui constitue le rocher de La Bourboule.

L'eau de La Bourboule suintait autrefois le long du granit au milieu des cinérites.

Il y a une quarantaine d'années environ une série de forages heureux vinrent recouper la faille au niveau du contact des deux lèvres, qui se trouve à 65 mètres environ de profondeur.

En dehors des forages qui ont donné lieu surtout à des venues d'eaux secondaires, les puits placés sur la faille même ou en son voisinage immédiat, sont les puits Choussy (65 mètres), Perrière (75 mètres), et Sedaiges (84 mètres).

A l'époque des bouleversements primitifs dont nous parlions tout à l'heure, s'est produit un réseau de fractures donnant lieu, à diverses époques géologiques, à des éruptions volcaniques postérieures à celle de la Banne d'Ordanche et dont les plus importantes sont celles du Puy de Sancy, du Puy de l'Aiguiller, et du Puy du Barbier, à l'époque secondaire ; en même temps de nombreux dykes de trachytes bordaient la vallée de la Dordogne (Puy Gros, Capucin, etc.).

Dans ces failles, celle de la Dordogne provoquait la formation de la vallée du même nom. D'autres transversales donnaient naissance, l'une nord-sud à la vallée de Vendeix avec le pointement volcanique de la Roche Vendeix, l'autre sensiblement nord-ouest — sud-est, à 4 kilomètres environ de La Bourboule. Celle-ci fut reconnue récemment par M. Friedel. Elle livrait passage à des eaux thermales qui furent découvertes lors des travaux d'établissement de la ligne de chemin de fer allant de La Bourboule au Mont-Dore.

Le captage de cette venue d'eau (source Croizat) fut effectué sous la direction de M. Friedel. Cette source présente comme celles de La Bourboule même tous les caractères d'eau profonde, venant de centres éruptifs. Elle a été recoupée par des galeries et ultérieurement par un puits remplaçant un forage primitif, qui a rencontré la venue d'eau à 32 mètres environ de profondeur. La faille semble jalonnée par une couche de perlites et rhyolites dans des roches granulitiques décomposées. Le griffon actuel se trouve à cette couche même.

Enfin dans la vallée même de la Dordogne, près des sources Choussy, des forages de recherches entrepris en 1874 ont recoupé, dans les tufs trachytiques qui ont recouvert le granit dans la vallée, deux venues d'eaux minérales froides à 34 mètres et 68^{m}50. Ce sont les sources Fenestre.

Plus tard d'autres sondages à faible profondeur (25 mètres) donnaient lieu tout le long de la vallée de la Dordogne à des sources gazeuses peu minéralisées et sans importance. Celle de *Clémence*, dont la Compagnie de La Bourboule est fermière, présente seule un intérêt réel en raison d'une minéralisation spéciale.

Telle est la genèse rapidement exposée de cette région thermale si intéressante qu'est La Bourboule. Au point de vue minéralisation, gaz, et propriétés physiques, l'intérêt n'est pas moindre comme nous allons le voir.

Composition des eaux

La composition minérale, la thermalité et le débit se résument dans le tableau de la page suivante.

La *source Clémence* (avec ses deux annexes *Marie-Rose* et *Henry*) débite une eau gazeuse avec une minéralisation d'environ 6 gr. 45 par litre, dont 2 gr. 32 d'acide carbonique libre, 2 gr. 56 de chlorure de sodium, 1 gr. 36 de bicarbonate et seulement 0 gr. 008 d'arséniate de soude.

Elle est utilisée exclusivement en boisson.

Son débit est de 12 litres à la minute et sa température de 13 degrés.

L'examen de ces analyses montre la riche gamme de minéralisation active dont on dispose à La Bourboule.

Ces eaux sont essentiellement des eaux *arsenicales fortes, chlorurées, bicarbonatées sodiques*.

Au point de vue arsenical, elles se classent tout à fait en tête des eaux minérales françaises et même étrangères si l'on écarte

COMPOSITION MINÉRALE	Choussy et Perrière (analyse Bouis et Lefort)	Croizat (analyse Carnot)	Fenestre (analyse de Wilm)	
			Nº 2	Nº 1
	en grammes	en grammes	en grammes	en grammes
Arsenic	0,00705	0,0063	0,0028	0,0022
ou acide arsénique	0,01081	0,0095	0,0040	0,0034
ou arséniate de soude du Codex	**0,02847**	**0,0258**	**0,0089**	**0,0077**
Chlorure de sodium	**2,8406**	**5,6363**	**0,3281**	**0,1978**
— de potassium	0,1623	—	—	—
— lithium (dosé par M. Riche)	0,017	—	—	—
— magnésium	0,0320	—	—	—
Bicarbonate de soude	**2,8980**	**1,8754**	**0,4449**	**0,4100**
— chaux	0,1905	0.6351	0,0282	0,0150
— magnésie	—	0,1878	0,0061	0.0051
— fer	—	traces	0,0086	0,0056
— potasse	—	0,3775	0,0541	—
— lithine	—	0,0216	indéterm.	indéterm.
Sulfate de soude	0,2084	0,4101	0,0337	0,0311
Oxyde de manganèse	traces	—	—	—
Acide silicique	0,1200	0,1098	0,0628	0,0340
Alumine	traces	—	traces	traces
Peroxyde de fer	0,0021	—	—	—
Iode, bore	—	—	traces	traces
Acide carbonique libre	0,0518	0,6812	0,0051	0,0060
Total par litre	6.4997	9,8516	0,9805	0,7123
Débit	400¹/min.	150 litres	140 litres	
Débit des gaz au griffon (mesuré en Avril 1911)	3.600ˡ/heure			
Thermalité	58°	41°,7	19°8	19°

de celles-ci Lévico et Roncegno dont les eaux proviennent du délavage de pyrites et contiennent des sels dangereux (d'où le nom de Lévico-Vitriolo). Le tableau suivant le démontre facilement.

Eaux minérales françaises contenant de l'arsenic

EAUX MINÉRALES	Quantité d'As par litre	EAUX MINÉRALES	Quantité d'As par litre
La Bourboule . . .		Vichy (Hôpital)	0,00043
Choussy et Perrière .	**0,00705**	Mont-Dore	0,00036
Croizat.	**0,00630**	Salins-Moutiers	0,00036
Clémence.	**0,00319**	Brides-les-Bains	0.00032
Fenestre II	**0,00280**	Aulus (Darmagnac). . .	0,00030
Fenestre I	**0,00220**	Luxeuil (Dames)	0,00026
Vic-sur-Cère	0,00306	Chaudesaigues (Par) . .	0,00025
Azérat	0,00093	Bourbon-Lancy	0,00018
St-Nectaire (St-Cézaire).	0,00089	St-Honoré.	0,00017
Royat (St-Victor) . . .	0,00069	Uriage	0,00017
Châtel-Guyon (Deval) .	0,00056	Plombières	0,00010
Bussang (Salmade). . .	0,00048	Bagnères-de-Bigorre . .	0,00010

NOTA. — La teneur en As a été calculée d'après les formules chimiques données dans l'annuaire officiel de Jacquot et Wilm.

Dans les stations ayant plusieurs sources on a donné la plus riche en As.

Enfin leurs caractères se présentent très nettement comme ceux des eaux profondes, « eaux juvéniles ou nouvelles » de "Suess", eaux vierges ou primitives d'A. Gautier. Gisement et minéralisation confirment cette origine ignée, due à la décomposition des roches par la chaleur interne [1].

Radioactivité

Dans ces dernières années on a procédé à l'examen scientifique des eaux Choussy ou Croizat au point de vue de la radioactivité et de la teneur en gaz rares.

(1) A. GAUTIER, *Annuaire des Mines*. — Mars 1906 — Crénothéraphie. — Lib. J.-B. Baillère 1910.

En 1909, Laborde procédait à l'étude de la radioactivité de
l'eau Choussy et de ses gaz. Il concluait à une très forte radioactivité de 1,78 *milligramme-minute* d'émanation du radium
pour l'eau, et de 11,02 *milligramme-minute* pour les gaz,
quatre jours après leur prélèvement, ce qui correspond au
griffon à 3,56 pour l'eau et 22,04 pour les gaz, soit les plus
fortes radioactivités connues pour les eaux minérales après
Gastein (Autriche).

Tableau des radioactivités connues

SOURCES	GAZ			EAU		
	$i.10^3$	n-Rad. 4 jours après extraction	Rad. à la Source	$i.10^3$	n-Rad 4 jours après extraction	Rad. à la Source
(1) Badgastein (Autriche)	360	39,6	79,2	—	—	—
(3) **La Bourboule** .	**100.5**	**11,02**	**22,04**	**360**	**1,78**	**3,56**
(4) Luchon (Bordeu). .	—	—	18,36	—	—	2,20
(2) Plombières	52	5,72	11,44	—	1,01	2,03
(3) Bussang	—	—	—	—	0,64	1,03
(1) Caldellas (Portugal)	17	1,82	3,64	—	—	—
(1) Bains-les-Bains . .	16	1,76	3,52	—	—	—
(1) Aix-les-Bains . . .	16	1,76	3,52	56	0,27	0,54
(3) Dirza (Corse) . . .	—	—	—	—	0,21	0,42

(1) Expériences de MM. P. CURIE et A. LABORDE.
(2)   —   A. BROCHET (1908).
(3)   —   A. LABORDE (1908).
(4)   —   MOUREU et LEPAPE (1909).

Il est inutile d'attirer l'attention sur les propriétés remarquables des eaux et des gaz radioactifs, on en connaît toute
l'importance pour la cure thermale, et quoique à ce point de
vue la connaissance des effets précis produits par l'émanation
du radium soit encore très peu développée, on sait tout au
moins que cette dernière favorise dans une mesure importante
l'effet curatif des eaux.

Au point de vue des gaz radioactifs, on sait également,
depuis que M. Fraenkel a attiré très justement l'attention sur

la quantité de radioactivité déversée sans cesse par eux dans l'atmosphère des stations thermales, on sait, disons-nous, qu'ils produisent tout au moins une ionisation puissante des gaz de l'atmosphère. A La Bourboule où le débit gazeux de Choussy s'élève à 3.600 litres à l'heure, M. Lepape évalue l'ionisation produite à 1.626.560.000.000.000 ions par seconde [1].

L'étude de la radioactivité de la *source Croizat* par Laborde n'a rien révélé de particulier.

Gaz rares

L'analyse des gaz a été opérée en 1910 par MM. Moureu et Lepape. Ce dernier a opéré personnellement les prélèvements.

Les résultats ont été les suivants :

Composition des gaz du griffon Choussy

GAZ	Pour cent
Acide carbonique	94,50
Oxygène.	traces
Gaz combustibles (méthase)	0,05
Azote	5,34
Gaz rares . . . { Argon et traces de Crypton et Zenon . . . . 0,10 } Hélium et traces de Néon . 0,01	0,11
	100,00

On peut donc calculer qu'annuellement le griffon Choussy déverse dans l'atmosphère 3 ^{mc} 153 d'hélium. Tenant compte du griffon Perrière, son voisin, qui, sans que le débit ait été mesuré exactement, donne sensiblement le même cube de gaz, dont la composition est identique (les deux griffons étant les exutoires d'une même venue d'eau minérale), on en conclut que Choussy et Perrière débitent annuellement environ 6 mètres cubes

(1 Ccm. LEPAPE — *Gazette des Eaux*, 30 Septembre 1911.

d'hélium. C'est un chiffre considérable si l'on pense que M. Moureu considère que Bourbon-Lancy qui débite plus de 10 mètres cubes par an d'hélium, constitue, vu la rareté relative de ce gaz, une véritable mine d'hélium.

Captage et Distribution

Les griffons Choussy et Perrière se trouvent, comme nous l'avons dit, à l'ouverture d'une faille profonde dans le granit à 65 et 75 mètres. Ils ont été atteints par deux puits traversant les tufs trachytiques, prolongés par des forages tubés. Le niveau hydrostatique de l'eau est situé à 2 mètres environ au-dessous du sol. Il ne permet donc pas de desservir directement les Établissements par la venue naturelle de l'eau. Deux pompes Letestu, mues par un moteur électrique triphasé de 35 chevaux, descendent au fond de ce tubage et vont chercher les eaux au griffon même. L'eau est alors refoulée avec une pression qui *lui conserve tous ses gaz*, et est distribuée dans les canalisations qui desservent les trois établissements.

Une canalisation spéciale part de la tête de pompe et alimente les buvettes d'eau toujours fraîche.

Le griffon Croizat, capté au fond d'un puits de 32 mètres de profondeur, est épuisé au moyen d'une pompe électrique centrifuge noyée, et l'eau élevée au niveau supérieur d'où elle se rend, *toujours à l'abri de l'air*, dans une canalisation en fonte de 80 millimètres de diamètre et de 4 kilomètres environ de longueur. Cette canalisation suit le chemin de fer et aboutit aux trois établissements par un tronçon souterrain. Cette conduite est recouverte d'une enveloppe calorifuge en liège comprimé de 30 millimètres d'épaisseur, laquelle est re couverte d'un feutre bitumé enduit lui-même d'une forte couche de goudron.

La partie souterraine est également recouverte de liège comprimé, et ensuite noyée dans un béton de ciment de $0^m,10$ d'épaisseur minima.

Toutes ces précautions ont été prises pour éviter les pertes de chaleur, qui pouvaient être particulièrement à craindre sur une longueur pareille, rarement réalisée jusqu'à ce jour.

Grâce à ces mesures, la déperdition de température sur le long parcours du griffon à l'établissement des Thermes, soit 4 kilomètres environ, a été la suivante :

	JUILLET 1911 analyses Magnier de la Source	SEPTEMBRE 1911 Contrôle des Mines
Griffon	41°1	40°3
Thermes. . . .	37°7	37°6

soit 3°,4 et 2°,7 seulement sur le parcours, soit 0°,85 et 0°,7 par kilomètre.

L'exploitation est régulière depuis le mois de mai 1911, et les résultats ci-dessus sont donc ceux pris au cours de la marche normale. Vu la vitesse de l'eau dans la conduite, il a été constaté que la déperdition est pratiquement indépendante de la température extérieure.

D'autre part, l'eau n'a subi dans le parcours aucune modification dans sa composition comme on aurait pu le craindre si la canalisation et les conditions d'exploitation avaient été différentes.

Les analyses d'épreuve faites par M. Magnier de la Source en 1911, au griffon et aux Thermes, ont donné pour les éléments principaux :

ÉLÉMENTS PRINCIPAUX	Eau prélevée au griffon	Eau prélevée aux Thermes
	grammes	grammes
Résidu fixe à 180 degrés	7,5432	7,3084
Partie de ce résidu insoluble dans l'eau (carbonates alcalino-terreux et terreux, silice, etc...)		
Acide chlorhydrique.	3,5208	3,2932
Acide carbonique des bicarbonates alcalins	1,0936	1,0932
Chaux.	0,2354	0,1392
Magnésie.	0,0539	0,0533
Acide arsénique.	0,0095	0,0095
Protoxyde de fer	0,0016	0,0011

L'eau Croizat arrive donc à La Bourboule dans des conditions absolument identiques à celles où elle se trouverait dans le cas d'une exploitation sur place.

Les *sources Fenestre* froides sont jaillissantes, elles vont à un réservoir d'où une pompe hydraulique les refoule dans les établissements.

Utilisation des sources

Au point de vue de leur utilisation dans les établissements, les eaux Choussy et Perrière, Croizat et Fenestre se répartissent ainsi :

Choussy et Perrière
- Boisson.
- Bains, douches locales, grandes douches.
- Inhalations.
- Pulvérisations, douches filiformes.
- Douches sous-marines.
- Massage sous l'eau.

Croizat
- Boisson.
- Bains.

Fenestre
- Boisson.
- Bains
- Douches } en mélange avec Choussy.

II. — ÉTABLISSEMENTS

Les établissements thermaux de La Bourboule sont au nombre de trois.

L'établissement des Thermes ou de première classe, de Choussy ou de seconde classe, de Mabru ou de troisième classe.

Les modes de traitement sont sensiblement les mêmes pour ces trois établissements, nous nous contenterons donc d'examiner l'établissement des Thermes avec ses différents services.

Les Thermes sont placés au centre de la ville, le long de la Dordogne. Ils occupent une surface de 5.300 mètres carrés.

Tous les services sont au rez-de-chaussée, et sont répartis le long de deux grandes galeries, l'une pour les hommes et l'autre pour les dames. Ces deux galeries communiquent au centre par un grand et vaste hall où sont placées les buvettes. L'air et la lumière circulent à flots dans tous les services qui disposent de larges baies, ainsi que de verrières sur les plafonds. Toutes les portes sont munies de tambours pour éviter les courants d'air. Le sol est en carrelage céramique et tous les murs revêtus de carreaux en grès émaillé. Un lavage à grande eau a lieu chaque jour, ainsi qu'un arrosage avec désinfectant, avant l'arrivée des baigneurs. Toutes les précautions sont donc prises pour assurer la propreté et l'hygiène.

L'ensemble des services des Thermes comprend :

4 salles d'inhalations avec vestiaires et service particulier de grandes douches et cabines de bains (4 grandes douches, 32 cabines de bains).
2 — de grandes douches spéciales.
2 — d'hydrothérapie froide, douche de vapeur et bains de vapeur système Berthe.
2 — de massage à sec.
2 — de massage sous l'eau (massage d'Aix).
2 — de gargarismes.
2 — de pulvérisations et humages.
2 — de douches nasales.
5 petites salles de douches filiformes.
2 cabines de douches ascendantes.
78 cabines de bains, dont 5 petites piscines pour bains prolongés.
1 service de coiffure pour dames avec lavages de tête à l'eau minérale.

Inhalations. — L'inhalation consiste à respirer pendant un temps qui varie de un quart d'heure à une heure, un brouillard épais constitué *intégralement par de l'eau minérale Choussy, poudroyée* mécaniquement en particules excessivement fines. Pour ce faire, l'eau venant directement du griffon est reçue dans une pompe Worthington, comprimée à 85 atmosphères et envoyée par elle à des appareils poudroyeurs où elle est *brumifiée*.

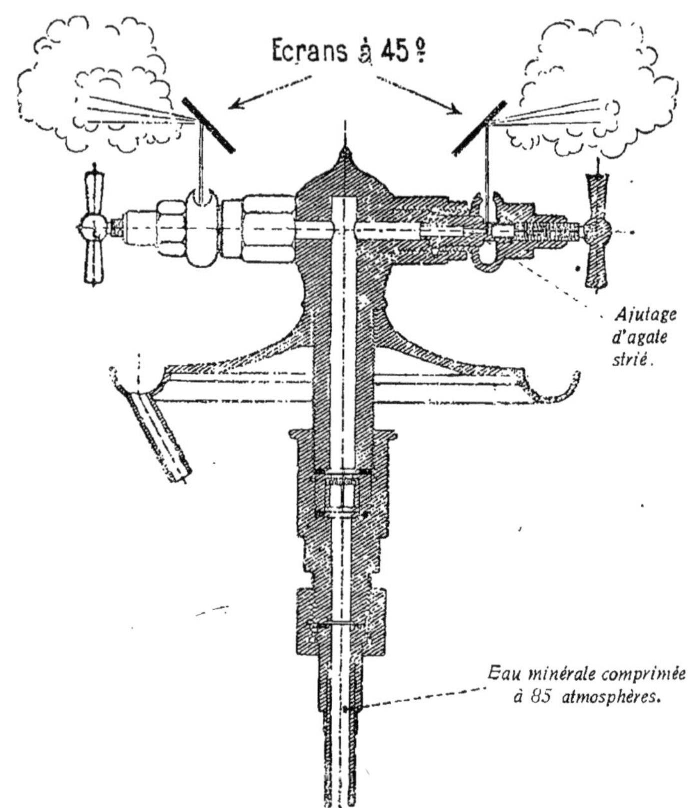

Inhalations. — Coupe d'un appareil pulvérisateur.

Ces appareils (7 appareils à 6 jets et 16 à 2 jets par salle, soit 74 jets) sont constitués par une solide tubulure en bronze sur laquelle sont vissés les jets pulvérisateurs. Dans chaque jet l'eau arrive dans une petite tubulure d'agate fermée par un obturateur plat, également d'agate.

Sur un côté de la tubulure d'agate appuyant sur l'obturateur
se trouve une fine strie, par laquelle l'eau sort avec la pression
initiale, sous forme d'un jet excessivement ténu, qui est reçu

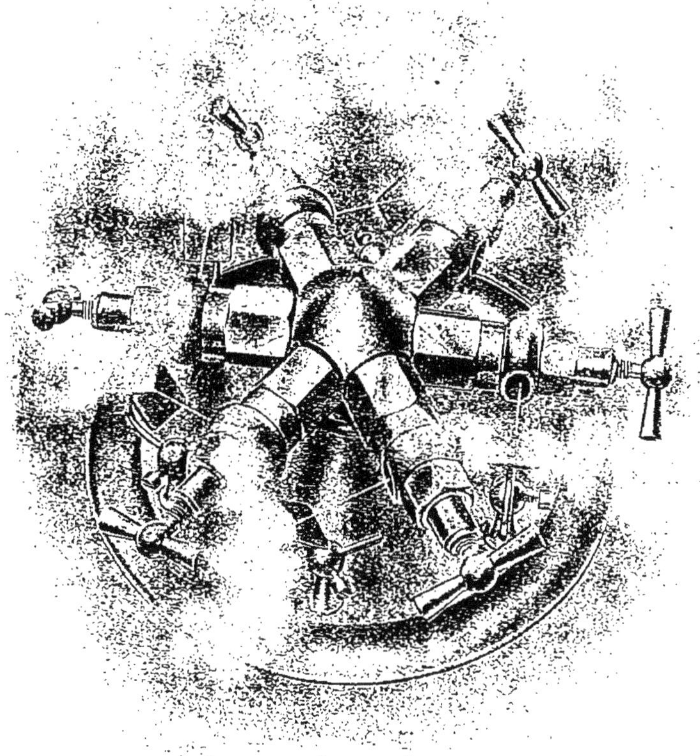

Appareil poudroyeur à 6 jets, en fonctionnement.

sur une palette en bronze inclinée à 45 degrés et s'y brise
en se pulvérisant en un brouillard intense.

Les salles sont à doubles parois, double plafond et double
plancher, pour éviter tout refroidissement. Le chauffage et
l'aération sont assurés par des gaines intérieures (7 par salle)

par lesquelles arrive de l'air chauffé par des radiateurs et pris dans une cour intérieure à l'abri des poussières. Autour de chaque salle se trouvent 32 bains de pieds dans lesquels les malades peuvent, tout en inhalant le brouillard minéral, prendre des bains de pieds décongestionnants.

Le contrôle de cette installation très intéressante et unique en son genre a été fait en 1907 [1] et a fait l'objet d'une communication à l'Académie des Sciences :

1º Au point de vue de la constitution du brouillard. Ce dernier condensé et analysé a reproduit à peu de variations près, l'eau initiale du griffon ;

2º Au point de vue de l'aération. La teneur en acide carbonique des salles a été trouvée semblable à celle de l'atmosphère extérieure et sans trace de viciation. D'ailleurs l'aération par soufflage assure au minimum 50 mètres cubes par malade et par heure.

Tous les services annexes des inhalations, vestiaires, douches et bains, sont maintenus à 24 degrés. La température des salles d'inhalations est maintenue à 30 degrés pour deux salles et 32 degrés pour deux autres. Le contrôle de la température se fait au moyen de thermomètres enregistreurs à distance, communiquant avec des cadrans placés dans les chaufferies où le réglage se fait sur leurs indications, sans qu'on ait besoin d'entrer dans les salles.

Douches et massages. — Ces services fonctionnent dans les conditions ordinaires bien connues d'une installation moderne. Les salles sont revêtues de céramique, munies de tribunes de douches avec plaques d'opaline, ou de lits avec drap de caoutchouc avec rampe de distribution d'eau minérale munie d'un mitigeur pour les massages sous l'eau.

Pulvérisations, humages, douches filiformes, douches nasales. — Les pulvérisations se donnent dans deux vastes salles, le long des parois desquelles les appareils sont disposés.

(1) G. CANY. — Les inhalations médicamenteuses. (Travail à l'Académie de Médecine. — *Gazette des Eaux*, Juillet 1907.)

Le système employé est le suivant : l'eau minérale venant du griffon est reçue par une pompe hydraulique qui la comprime à 4 kg. 5. L'eau sous pression alimente deux rampes, l'une directement, l'autre après être passée dans un serpentin réchauffeur où elle est portée à 60 degrés environ.

Chaque appareil pulvérisateur communique avec ces deux

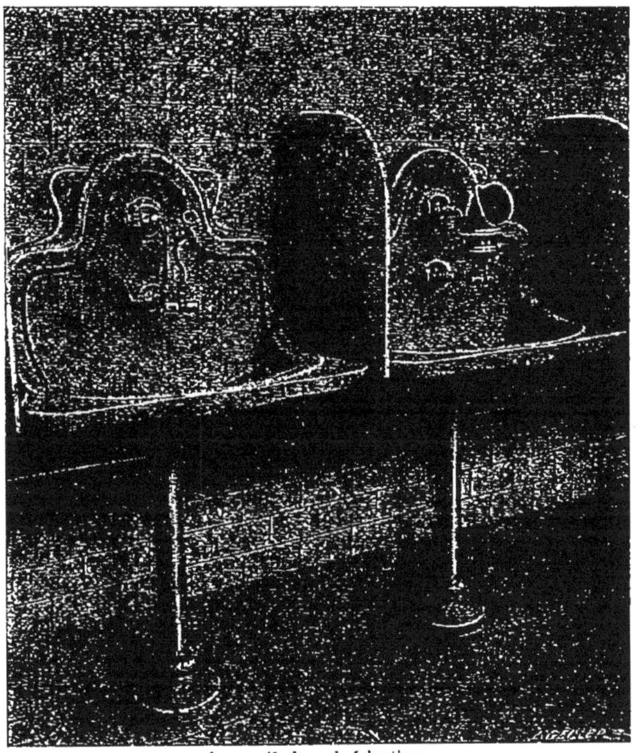

Appareil de pulvérisation.

rampes, et, au moyen de deux robinets, l'eau qui va au pulvérisateur peut à volonté varier de température de 35 à 55 degrés, suivant les malades.

Après les robinets mitigeurs, l'eau parvient à un ajutage à 6 ouvertures filiformes d'où elle sort en 6 jets très fins qui se brisent dans une coupe en un brouillard assez fin pour être respiré par le malade. C'est le *humage*.

Ces pulvérisateurs sont placés dans des appareils en faïence, au-dessus d'une cuvette en faïence dont le fond est balayé par un courant d'eau continu qui en assure la propreté parfaite.

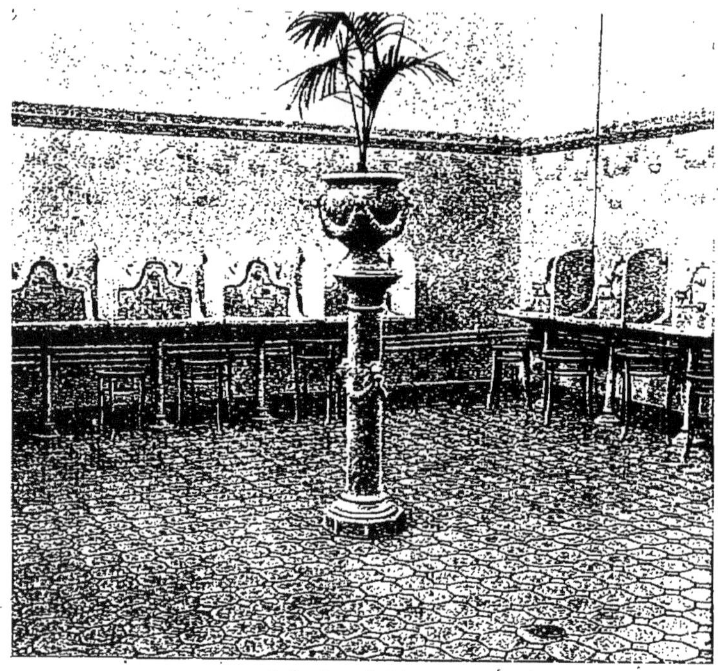

Salle de pulvérisation.

Le tout est porté par un pied en faïence par lequel s'évacue l'eau usée.

Sur l'appareil pulvérisateur se montent des coupes en faïence numérotées que chaque malade peut se procurer dans les établissements et qui lui sont *personnelles*.

Pour les *pulvérisations* proprement dites, au tamis et à la palette, l'appareil à 6 jets est remplacé par un ajutage à un seul jet qui est reçu soit dans un tamis, soit sur une palette inclinée.

Pour les *douches filiformes*, données dans 5 petites salles ou

cabines isolées, l'appareil est le même, mais en place du pulvérisateur on visse un tube de caoutchouc terminé par un dia-
phragme en maillechort percé d'un trou très fin. Le jet filiforme
qui en sort avec sa pression de 4 kilogrammes (qui peut être
abaissée comme la température par le jeu des robinets d'admis-
sion) est promené par le malade sur les lésions de la peau qui

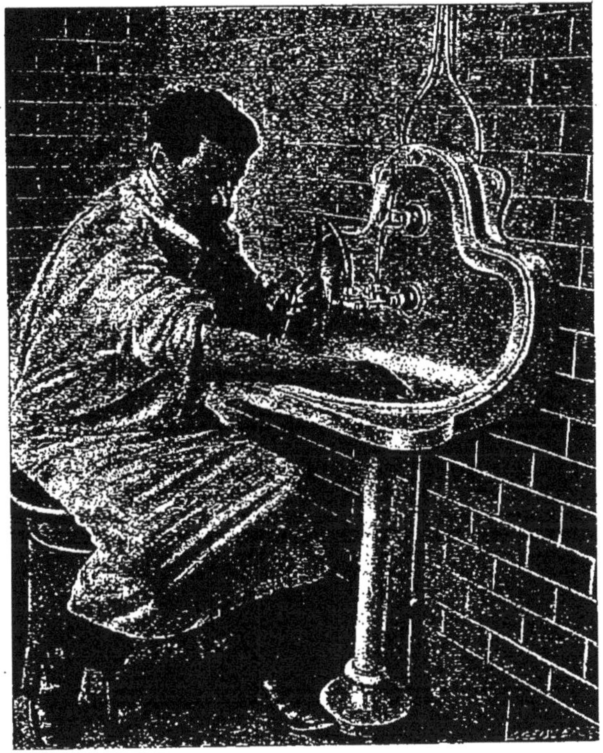

Douches filiformes.

doivent être traitées. Les modifications et réactions obtenues
sont, dans certaines affections, des plus remarquables.

Tous les accessoires, tamis, palettes, coupes métalliques,
diaphragmes sont passés dans des *étuves métalliques électriques*
où se fait une stérilisation parfaite avant tout usage.

Pour les *douches nasales*, dans deux salles spéciales, des appareils de faïence semblables aux précédents reçoivent l'eau minérale de réservoirs en cristal mobiles le long d'une rampe graduée. Ces réservoirs sont alimentés par une canalisation venant d'un mélangeur qui règle la température.

Cabines de bains. — Les 107 cabines de bains des Thermes sont vastes, bien éclairées, revêtues entièrement de céramiques et carrelées. Elles sont munies de mélangeurs et peuvent donner

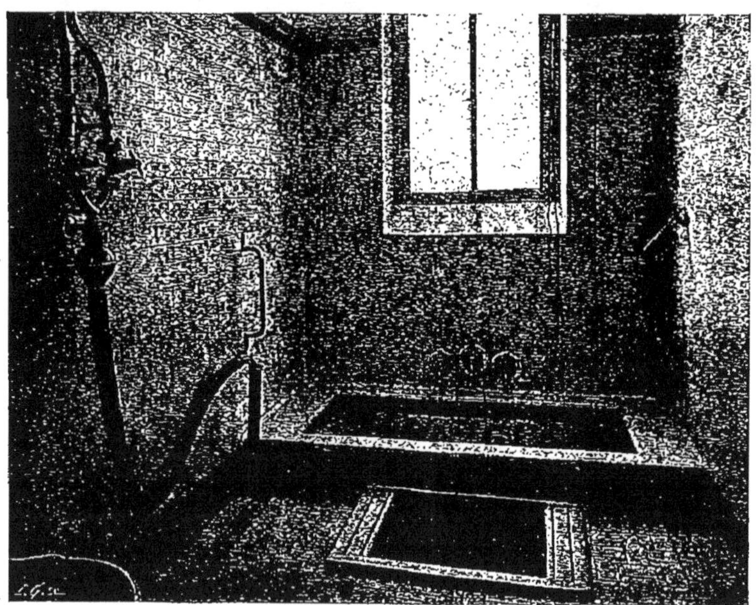

Cabine de bains.

par un jeu de robinets l'eau des *sources Choussy* et *Perrière, Croizat et Fenestre.*

La plus grande partie de ces cabines, tout nouvellement réinstallées, ont reçu de petites piscines en carreaux de grès cérame, en remplacement des baignoires. Une moitié de ces piscines sont encastrées dans le sol, les autres sont en élévation. Cette disposition assure une propreté rigoureuse de la cabine

et de la piscine, et permet de maintenir l'eau plus facilement à
la température voulue.

Les mélangeurs placés sur la paroi permettent de donner des
douches locales dans la baignoire. Ce sont des douches à faible
pression, à jets divers, et assez prolongées, qui font partie du
traitement spécial bourboulien. Le même appareil permet de

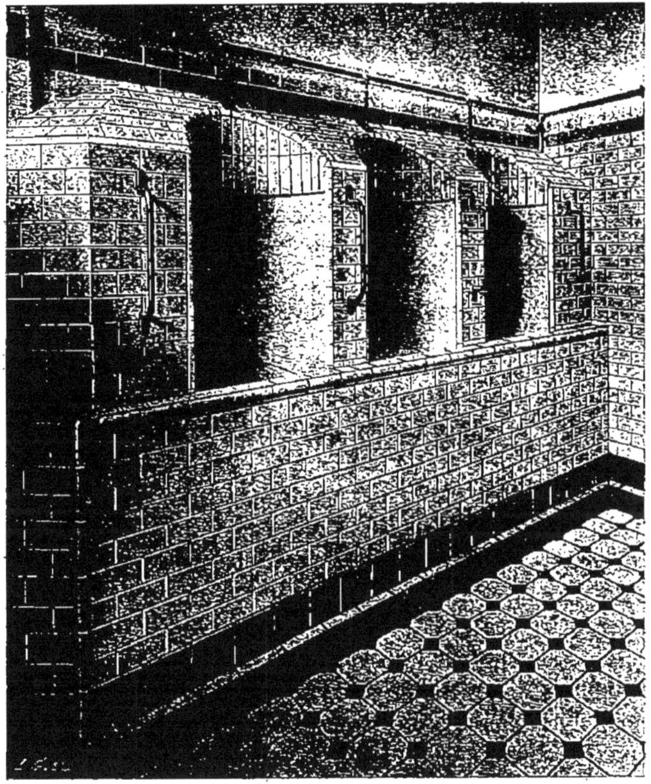

Gargarisoirs.

donner au malade étendu dans sa baignoire, en plongeant la
lance dans l'eau, des *douches sous-marines*, dont l'effet de
massage très doux est très apprécié dans certaines affections.

Nous ne nous arrêterons pas aux douches de vapeur, douches

froides, bains de vapeur, etc..., qui ne présentent aucune particularité spéciale.

Le *service de coiffure*, installé en 1911, est placé dans le service des dames ; il est muni de séchoirs électriques et permet de donner aux dames des lavages de tête, et d'assurer le séchage des cheveux et la coiffure au sortir de certains traitements (inhalations, douches, etc.).

Gargarismes. — Les nouveaux gargarisoirs installés en 1911, sont d'un modèle spécial et nouveau. Ils consistent en cases semi-circulaires en opaline le long desquelles coule une nappe d'eau de lavage. Ces cases sont placées dans un bâti de ciment revêtu de carreaux émaillés. Des poignées en bronze permettent au malade de se pencher sans difficulté en arrière pour se gargariser. Des tablettes émaillées permettent de déposer le verre d'eau minérale.

Inhalations de l'établissement Choussy

La seule particularité de l'établissement Choussy (2e classe) consiste dans le système d'inhalations qui y est réalisé.

L'eau minérale y est poudroyée directement dans des ajutages spéciaux en bronze, système Kœrting, au moyen d'air comprimé à 4 kilogrammes. Pour ce faire, un compresseur électrique reçoit de l'air pris dans une cour à l'abri de la poussière ; après sa compression, l'air passe dans un serpentin placé dans la cheminée de la chaudière de l'établissement ; il y est porté à 250 degrés et par suite *stérilisé* entièrement. Il passe ensuite dans les salles d'inhalations où il aboutit aux ajutages de poudroiement. Le brouillard produit est tout à fait analogue à celui des Thermes, et sa composition est absolument la même.

Telle est dans ses grandes lignes l'organisation des services thermaux de la Compagnie des Eaux. Nous croyons bon cependant d'attirer l'attention sur une annexe, importante pour un établissement thermal, celle de la buanderie chargée du lavage et séchage du linge, peignoirs et serviettes, et fonds de bains.

Buanderie

La buanderie de la Compagnie des Eaux a été installée avec les procédés modernes en 1910. Elle a pour but d'assurer d'une façon complète et rapide le lavage, la *désinfection* et le séchage du linge.

Le service comprend des grandes machines à laver à double enveloppe, rotatives, dans lesquelles sont jetés les paquets de linge triés d'avance qui viennent des établissements. Dans ces machines, le linge est soumis d'abord à l'action d'une dissolution de savon lessiviel, que l'on porte à l'ébullition par de la vapeur à 3 kilogrammes. D'où lavage à fond et *désinfection intégrale* du linge. La solution de savon étant évacuée, la machine toujours en mouvement reçoit de l'eau de lavage d'une façon continue pendant dix minutes, d'où rinçage parfait.

Le linge est alors porté dans 4 essoreuses électriques à 1.400 tours, et réparti ensuite entre le séchoir et la sécheuse rotative.

Les peignoirs sont accrochés dans un séchoir continu à air chaud à 25 compartiments d'où ils sortent complètement secs au bout d'une heure ; ils sont alors pliés et montés à la lingerie.

Les serviettes, tabliers, etc., sont portés dans des chariots à la sécheuse à 3 cylindres, chauffés par de la vapeur d'eau à 3 kilogrammes. Les serviettes passent autour de ces 3 cylindres sur lesquels elles sont appliquées par une toile sans fin. Elles sortent à l'autre extrémité séchées et repassées. Elles vont au pliage et de là à la lingerie. La machine est capable de 1.200 serviettes à l'heure.

Le service de la buanderie traite en dix heures, en pleine saison, 5.400 kilogrammes de linge, représentant 4.000 peignoirs et 7 à 8.000 serviettes par jour.

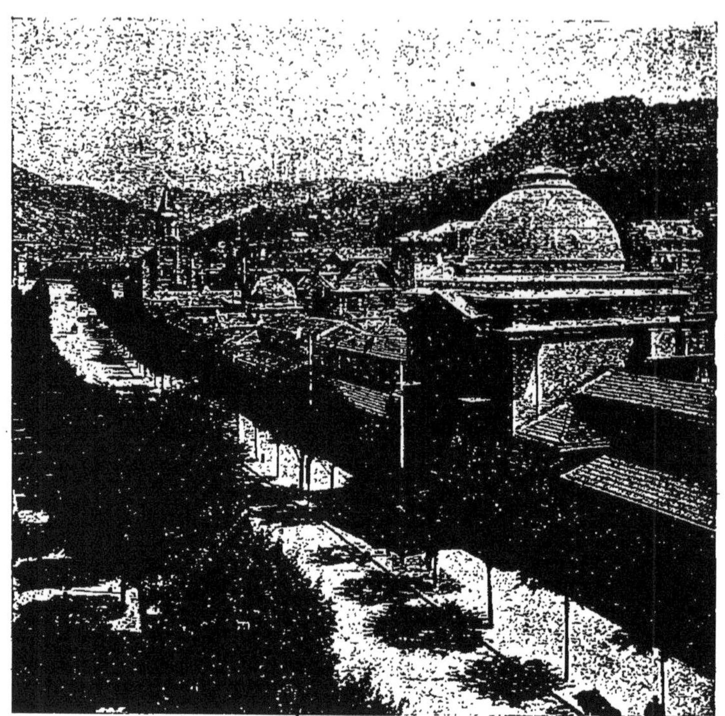

Les Thermes, 1re classe.

CHAPITRE V

Les Sources — Les modes d'administration

La Bourboule a trois sources principales :

1º La *source Choussy-Perrière*, 60 degrés à l'émergence. C'est elle qui est, à proprement parler, la source de La Bourboule ; c'est celle qui est la plus employée ; c'est celle qu'on met en bouteille.

2º La *source Croizat*, de découverte récente, sensiblement aussi arsenicale que l'eau de Choussy-Perrière, contenant à peu près le double de chlorure de sodium, bicarbonatée sodique.

Elle paraît agir plus énergiquement dans les affections de nature lymphatique.

3º La *source Fenestre*, froide, beaucoup moins arsenicale, mais assez fortement bicarbonatée sodique. Elle peut rendre des services dans le cas où les sources fortes sont mal tolérées.

Elle est surtout employée pour les bains. C'est elle qui, mélangée avec l'eau de Choussy-Perrière ou de Croizat, permet d'abaisser pour le bain la température de ces sources à un degré voulu.

Grâce à cette eau de Fenestre, le bain est préparé uniquement avec de l'eau minérale ; et il n'y entre pas une goutte d'eau qui ne soit pas médicamenteuse.

MODES D'ADMINISTRATION

La boisson

Les trois sources peuvent être employées, mais on boit surtout l'eau de Choussy-Perrière ; les doses varient naturellement suivant les cas, mais de petites doses ou des doses modérées sont toujours suffisantes ; on n'observe guère d'intolérance que si elles sont trop fortes.

L'eau prise dans la matinée est, en général, mieux tolérée ; comme pour toutes autres préparations arsenicales il convient de faire prendre l'eau minérale ou tout de suite avant ou un peu après un aliment quelconque ; d'éviter que l'eau arsenicale se trouve *à nu* dans l'estomac. L'arsenic ne doit pas être administré à jeun.

L'eau de Croizat peut se donner aux mêmes doses et dans les mêmes conditions que celle de Choussy-Perrière.

Quant à l'eau de Fenestre, on peut la faire prendre au repas, soit pour remplacer l'eau thermale chez les susceptibles, les

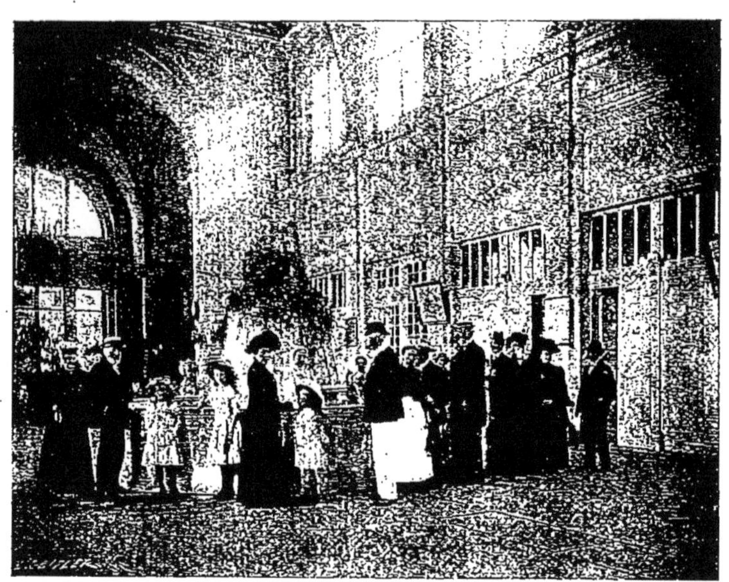

Buvette des Thermes.

intolérants ou chez les enfants, soit pour permettre aux malades d'absorber sans fatigue une plus grande quantité de médicament actif. Mais il ne faut pas la considérer comme une eau de table ; elle est, pour cet usage, beaucoup trop fortement minéralisée.

Le bain

Le bain est habituellement donné à la température de 34 à 36 degrés, soit avec l'eau de Choussy-Perrière, soit avec l'eau de Croizat, soit avec un mélange à proportions variables de ces deux sources.

Il y a quelquefois intérêt à le faire prendre plus chaud ; mais sans aller pourtant à des températures excessives.

La durée maxima est d'une heure. La durée habituelle de dix à trente minutes.

Une précaution utile est de le faire réchauffer avant la fin.

Dans des piscines spéciales, on peut prendre des *bains prolongés*.

Les douches

La *douche générale* a une durée maxima de deux minutes.
Elle est donnée, soit seule, soit avant ou après le bain. Température, durée, applications variables suivant les cas.

La *douche locale* se donne dans la baignoire, en applications
sur telle ou telle partie du corps ; durée maxima cinq minutes.
Elle est généralement appliquée à une assez haute température,
et avec une assez grande
force, dans le but de
faire une révulsion. On
l'administre, soit isolé-
ment, soit pendant, soit
après le bain ; la variété
douche sous-marine se
donne sous l'eau, à tra-
vers une épaisseur plus
ou moins considérable
d'eau variable suivant
l'effet qu'on veut obtenir.

On peut encore donner
dans la baignoire la *douche générale* soit à la
lance, soit à la pomme
d'arrosoir, les enfants surtout, qu'il est souvent
difficile de tenir sous la
grande douche de la salle
spéciale, supportent sans
révolte la douche dans
la baignoire.

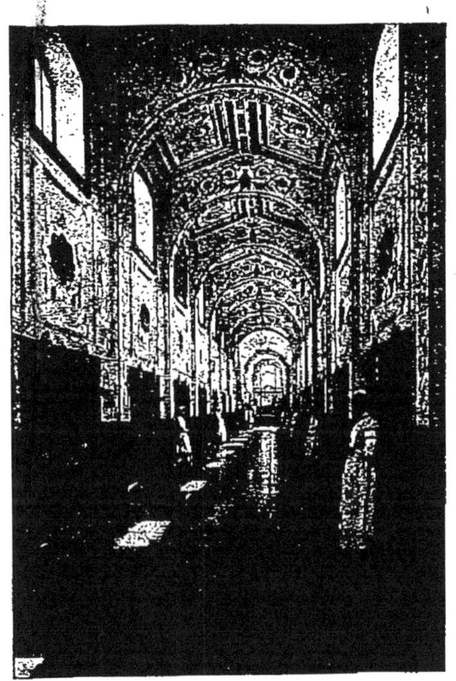

Établissement des Thermes, 1re classe.
Galerie des bains de dames.

*L'administration des
vapeurs* se fait, soit dans la grande salle des *inhalations*,
soit au moyen d'appareils dits *de humage.*

L'eau poudroyée est aspirée par le malade et pénètre jusque dans
les ramifications bronchiques (expériences de Cany). La poudre
d'eau est accompagnée par une assez grande quantité de vapeur.

La *pulvérisation* consiste dans le passage de l'eau minérale
à travers un tamis ou dans sa projection sur une palette où elle
vient se briser (affections de la gorge, du larynx, de la peau).

La *douche filiforme* est constituée par un jet très fin dont on
peut régler la force. Elle est employée dans certains cas spéciaux

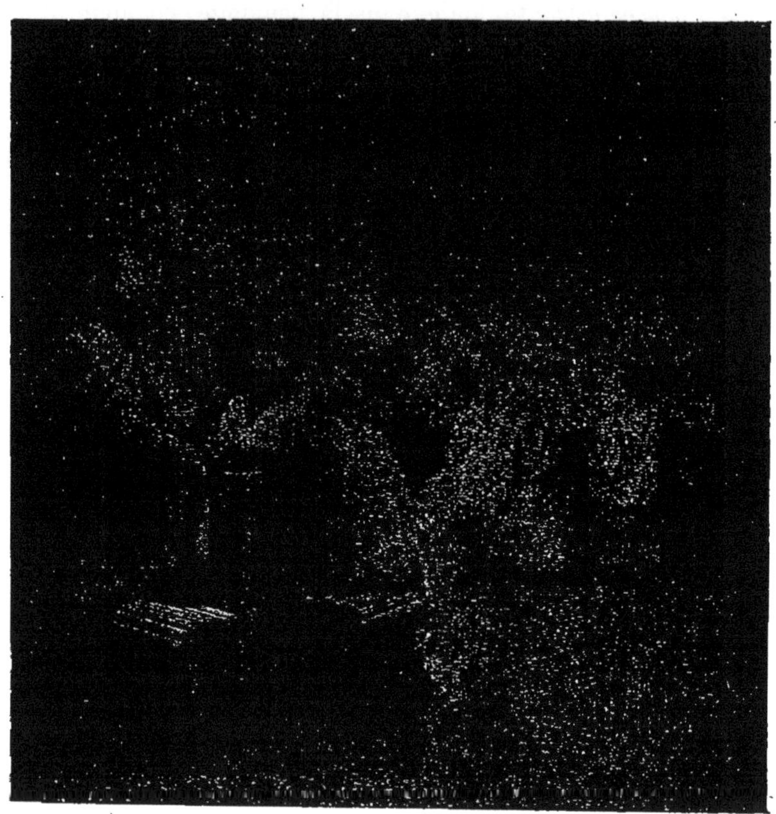

Les inhalations.

où il faut faire une application très énergique ; il convient d'en
surveiller très sévèrement l'emploi.

Le massage

Enfin le *massage sous l'eau* (massage combiné avec la douche-
massage d'Aix) est fait dans des salles spéciales.

On voit par cette énumération rapide qu'on peut trouver à La Bourboule tous les procédés d'administration employés dans les premières stations thermales de France et de l'Etranger.

Chaque année, la Compagnie des Eaux apporte tous ses soins à l'entretien et à l'amélioration de son outillage.

Nous ne parlons que pour mémoire de trois autres sources qui se trouvent dans le voisinage de La Bourboule : la *source Clémence*, la *source Henry* et la *source Marie-Rose*.

Ces deux dernières ne sont pas utilisées.

La *source Clémence* offrirait seule quelque intérêt, mais la

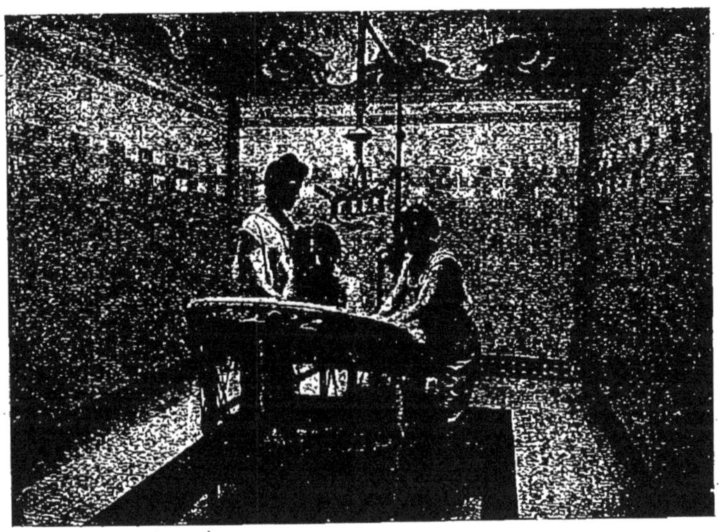

Le massage.

captation en est imparfaite et, pour le moment, on ne doit en recommander l'usage qu'avec une certaine réserve.

De par sa composition elle se classerait parmi les eaux « digestives » ; elle est très légèrement purgative.

Il serait fort à désirer que des travaux sérieux de captation fussent entrepris ; cette eau Clémence constituerait une ressource nouvelle pour la station, car ses propriétés « digestives » seraient très appréciées des baigneurs.

CHAPITRE VI

Thérapeutique — Considérations générales

MALADIES QU'ON SOIGNE A LA BOURBOULE
ACTION GÉNÉRALE ET ACTION LOCALE — MALADIES
GÉNÉRALES ET AFFECTIONS LOCALES

Nous avons dit, au début de cette étude, que la médication bourboulienne a une double action : générale et locale.

Ces deux actions s'aident et se complètent : c'est là le secret de ces cures merveilleuses que nous obtenons dans certains cas rebelles à toute autre médication.

Le malade forme un ensemble complexe ; il présente telle affection qui paraît des plus simples au premier abord ; il la complique souvent du fait de son tempérament ; il la fait chronique, interminable, grave.

Cette insignifiante lésion de la peau, par exemple, qui semble très légère, mais ne veut pas guérir, cette plaque d'eczéma localisée au poignet ou au cou de pied, n'est souvent que l'expression de la souffrance de l'organisme entier, le signe d'une diathèse ou d'un vice de nutrition (arthritisme, lymphatisme, diabète, etc.).

Indiquée contre la lésion locale, la médication bourboulienne agira avec d'autant plus d'efficacité, si, du même coup, elle frappe sur l'affection générale, cause intime de la lésion.

Inversement, un malade atteint d'une affection générale qui est du ressort de La Bourboule ne verra plus désormais cette affection se compliquer d'accidents localisés dont la fréquence et l'intensité lui rendaient la vie pénible. allaient même jusqu'à menacer ses jours (furoncles et anthrax dans le diabète, par exemple).

Une étude complète de la médication bourboulienne devrait donc envisager parallèlement ses effets à ce double point de vue ; mais, pour le cadre restreint que nous nous sommes imposé, une étude aussi minutieuse demanderait de trop longs détails.

Nous diviserons donc ce travail en deux parties :

La première sera consacrée aux effets de La Bourboule sur les diathèses et les maladies générales chroniques;

La seconde, à son action sur les lésions et troubles locaux.

Mais nous ne perdrons jamais de vue le principe posé plus haut, à savoir qu'il y a le plus souvent entre les troubles généraux et les troubles locaux une connexion intime, qu'ils réagissent les uns sur les autres et qu'ils sont dominés, pour la plupart, par une influence unique, je veux dire un vice de l'organisme.

CHAPITRE VII

Maladies Générales

ARTHRITISME

Dans les chapitres précédents nous avons fait ressortir l'action reconstituante de La Bourboule. Elle ranime l'organisme, excite l'activité cellulaire, relève la nutrition défaillante. Elle est donc tout indiquée dans l'arthritisme, c'est-à-dire dans cet état de nutrition ralentie. suivant l'expression de M. le professeur Bouchard, où les échanges se font peu ou mal, où l'activité cellulaire semble parfois s'endormir. Elle lui donne le coup de fouet et la réveille.

Que l'arthritisme s'accuse seulement par la déchéance menaçante, sans troubles bien définis, ou qu'il amène des troubles déterminés dans telle ou telle fonction (peau, articulations, glycogénie, etc.), qu'il s'allie ou non à tel autre désordre de l'état général (lymphatisme), ou d'un appareil (neuro-arthritisme), il trouvera toujours dans la cure bourboulienne une médication bienfaisante.

Mais tous les troubles dus à l'arthritisme ne ressortissent pas également à la cure. Pour certains, elle constitue un médicament de choix et pour ainsi dire spécifique ; pour d'autres elle est simplement utile. Nous allons passer en revue les cas particuliers, quelques-uns mériteront un chapitre tout à fait à part.

RHUMATISME — GOUTTE

Sans prétendre être une station pour goutteux ou rhumatisants, La Bourboule peut cependant offrir à ces malades des ressources thérapeutiques qui leur seront profitables. La médication arsenicale et bicarbonatée sodique est indiquée chez beaucoup d'entre eux ; d'autre part, l'hydrothérapie et le climat leur seront utiles, tant pour combattre les accidents localisés que pour refaire la santé générale.

Dans le *rhumatisme chronique (rhumatisme goutteux)*, j'ai observé souvent de très bons résultats. On sait que dans ces cas l'arsenic a été considéré par certains auteurs comme un véritable spécifique (Gueneau de Mussy).

Enfin le goutteux est exposé de par sa diathèse à toute une série d'affections qui ressortissent franchement à La Bourboule (arthritides de la peau et des muqueuses, diabète). Nous y reviendrons plus loin.

Le goutteux pourra faire sa cure sans crainte ; la goutte, quoiqu'on en ait pu dire, ne constitue pas une contre-indication ; je n'ai jamais vu les accès de goutte réveillés par le traitement.

Cependant une grande prudence est de règle ; tout choc, on le sait, tout trouble violent doit être épargné au goutteux ; or un traitement hydrominéral constitue une sorte de traumatisme véritable.

OBÉSITÉ

Un des signes ou une des conséquences de l'arthritisme, je parle de l'obésité des enfants et des jeunes gens; la cure de La Bourboule produit souvent de bons effets. Il va sans dire que, à elle seule, elle ne peut réussir et qu'il convient d'y adjoindre les massages, la gymnastique, les exercices physiques.

LYMPHATISME

Bien que ce terme de lymphatisme soit quelque peu démodé et qu'il soit bien difficile d'en donner scientifiquement une définition précise, reste, comme le dit Dieulafoy, que nous sommes toujours obligés d'admettre le tempérament lymphatique. Dans certaines stations thermales et à La Bourboule en particulier, nous serions tout à fait mal venus à en nier l'existence.

4

Quelle que soit sa nature réelle, qu'il soit causé par une hérédité fâcheuse ou un mauvais début dans la vie, quelque parenté qu'il puisse contracter avec d'autres états plus graves et mieux caractérisés, le lymphatisme est un état morbide avec lequel il faut compter.

« Tempérament propre aux individus dont la peau est fine, blanche, dont les chairs sont molles, et dont les glandes lymphatiques s'engorgent avec facilité et rapidité sous l'influence de la plus légère irritation », telle est la définition du tempérament lymphatique dans le dictionnaire de Littré et Gilbert.

Plus fréquemment observé chez l'enfant, ce tempérament persiste pendant toute la vie chez certains sujets ; ils le transmettent même à leurs descendants. Sous son influence se développent les adénopathies, les affections à type chronique des glandes et des organes lymphoïdes (amygdalites, pharyngites, coryzas, etc.).

Le terrain lymphatique constitue un excellent milieu de culture pour la tuberculose.

Le traitement par les eaux de La Bourboule fait ici merveille ; il agit à la fois sur le tempérament lymphatique et sur les troubles qui en dépendent.

C'est surtout chez les enfants que ces modifications sont remarquables ; nous y insisterons dans un chapitre spécial. Mais même chez l'adulte le traitement a une grande puissance d'action.

C'est dans les adénopathies externes que s'affirme le plus nettement cette action, car on la suit des yeux.

Une observation des plus saisissantes est la suivante :

Il y a une dizaine d'années, je reçois, porteur de lettres et de notes signées de quatre éminents professeurs et chirurgiens de Paris et de Montpellier, un malade qui présente une énorme tuméfaction ganglionnaire du cou. Agé d'une cinquantaine d'années, il a vu sa tumeur débuter il y a quelques semaines ; elle a pris rapidement une extension inquiétante ; il est à la veille d'être opéré pour cette tumeur *douteuse*. Mais, avant de laisser pratiquer une intervention aussi grave, les médecins ont demandé aux chirurgiens une sorte de trève ; ils ont exigé qu'on essayât du traitement de La Bourboule.

Le résultat fut extraordinaire. Après une première cure, en Juillet, la tumeur avait presque entièrement disparu ; je l'avais sentie s'égrener sous mes doigts. Une seconde cure, en Septembre, emporta le reste. Naturellement, il ne fut plus question d'une opération ; la tumeur ne s'est jamais reproduite.

Cette année encore, chez une jeune fille de 15 ans, j'ai vu une adénite du cou se fondre et disparaître en l'espace de cinq semaines. Deux abcès successifs avaient été ouverts au bistouri ; une saison de tout un hiver à la mer et la cure prolongée de soleil n'avaient pu avoir raison de la tumeur.

Cette année toujours, j'ai observé un cas des plus nets chez un homme d'une quarantaine d'années.

Je pourrais multiplier les observations, mais ces trois cas me paraissent suffisamment frappants.

On a comparé la cure de La Bourboule à la cure marine ; on a dit quelque part : « le bain de mer chaud de La Bourboule ». Le mot est très juste. Pour le traitement des états lymphatiques et de leurs lésions les résultats sont comparables.

La forte proportion de sel marin que contiennent les eaux, la nouvelle source Croizat en particulier, expliquerait très bien cette identité d'action.

Et pour tous les susceptibles, enfants et adultes, auxquels la mer ne convient pas, La Bourboule, avec son climat vivifiant et ses eaux chlorurées sodiques, renforcées par l'arsenic, offre des ressources à peu près équivalentes, avec les inconvénients ou les dangers en moins.

ANÉMIES

Quelles que soient la cause et la variété de l'anémie, qu'elle soit due à la mauvaise aération des grandes villes, à la fatigue causée par le surmenage, observée si souvent chez les jeunes gens pendant ou à la fin de leurs études, à des excès de toute nature, qu'elle soit la conséquence d'une maladie constitutionnelle ou la suite d'une affection aiguë ou encore dans la chloro-anémie et l'anémie des pays chauds, la cure de La Bourboule est indiquée.

On voit, sous son influence, les couleurs et les forces renaître et on assiste à une transformation rapide du malade.

Il n'est pas jusqu'à cette fausse anémie qui masque souvent la tuberculose, chez les jeunes filles en particulier, en marque même quelquefois le début, qui ne soit modifiée favorablement.

Il en est de même pour ces neurasthénies si rebelles qu'on observe aussi surtout chez les jeunes filles, et que caractérisent une langueur et une paresse inexplicables, un dégoût absolu de toute nourriture, l'arrêt du développement, une maigreur et une pâleur effrayantes. Il semble que la vie s'éteigne lentement, toutes les fonctions sont comme endormies, l'avenir paraît gravement compromis.

J'ai vu, entre autres, deux cas de ce genre où la guérison a été parfaite ; quant à la fausse anémie, pseudo-tuberculeuse, j'en ai observé aussi plusieurs cas traités avec succès. La santé est redevenue normale et il n'a plus été question de rien.

SYPHILIS

Pourquoi La Bourboule, avec ses eaux altérantes, au vrai sens du mot, serait-elle moins appelée au traitement de la syphilis que d'autres stations réputées ?

Elle semble tout indiquée, étant donnée surtout la vogue qu'ont prise depuis quelque temps les composés arsenicaux nouveaux.

Et, de fait, dans les accidents éloignés de la syphilis, dans les lésions cutanées en particulier, nous enregistrons de très beaux succès, surtout dans ces formes hybrides où l'association de deux diathèses engendre ces composés pathologiques qu'on désigne sous le nom de *scrofulate de V...*

Dans la syphilis héréditaire, où cette association est si commune, alors que la scrofule domine la scène au point que la tare originelle passerait souvent inaperçue, l'indication de l'eau chlorurée sodique arsenicale est formelle ; chez les jeunes surtout.

Dans la syphilis secondaire ou tertiaire, lorsque l'état général est en déchéance, que le malade est atteint de cette anémie profonde, caractéristique, si rebelle, la médication thermale donne de très beaux résultats ; ou encore si la peau est atteinte de ces lésions tenaces qui font le désespoir du malade et du médecin.

Le traitement par la boisson surtout, par l'hydrothérapie, portant sur l'organisme entier, aide le malade à se débarrasser à la fois de sa diathèse et des troubles généraux et locaux qu'elle entraîne.

Dans le cas où le malade ne peut tolérer la médication spécifique, la médication thermale employée seule rendra les plus grands services. Si on peut employer à la fois les deux médications les résultats seront encore meilleurs.

Les frictions mercurielles, les injections sous-cutanées seront combinées avec le bain, la douche, les massages, les vapeurs ; sous l'influence du traitement hydrominéral la médication spécifique sera mieux tolérée et aura bien plus d'énergie.

L'action tonifiante du climat contribuera puissamment à la reconstitution.

Encore une fois La Bourboule revendique sa place à côté des grandes stations de cure dans le traitement de la syphilis. Agissant à la fois sur l'ensemble de l'organisme (médication altérante), sur la vitalité de la peau et des muqueuses (spécificité de l'arsenic), sur le système nerveux (action élective), elle est digne d'attirer la plus sérieuse attention du praticien.

IMPALUDISME

Connue dans la contrée sous le nom de *source des fièvres*, bien avant sa découverte par Choussy, La Bourboule justifie-t-elle cet ancien renom ? L'expérience journalière est là pour le prouver.

Entendons-nous bien, La Bourboule ne coupe pas la fièvre à la façon de la quinine.

Mais, très probablement en raison de sa teneur en arsenic, elle agit sur l'empoisonnement chronique, sur l'impaludisme établi. En raison aussi de ses qualités reconstituantes, elle répare l'élément sanguin, elle remonte l'organisme affaibli ; elle l'aide à se débarrasser de son poison.

Elle appelle à la rescousse, pour bouter hors l'ennemi, les ressources thérapeutiques que lui offrent son climat, son altitude, et de toutes ces forces combinées elle forme un faisceau puissant qui assure la victoire.

Pour parler plus simplement, La Bourboule a une action très réelle sur l'impaludisme et sur ses conséquences. Non seulement elle agit contre l'élément fièvre chez ces malades qui ont un accès de temps en temps, à propos du plus léger accroc, à l'occasion de n'importe quel trouble physique ou même moral, mais elle répare les désordres qu'a entraînés l'empoisonnement chronique ; on voit, sous son influence, la rate diminuer de volume, le foie se réduire ; parallèlement les troubles digestifs cessent, l'état général se relève, les forces reviennent, la peau perd sa teinte terreuse, bref le malade se transforme.

Observation importante : la cure provoque souvent le retour d'un ou deux accès. Il est bon que le malade en soit prévenu. Elle agit ainsi à la manière de n'importe quel trouble, traumatisme ou maladie quelconque. Elle réveille le paludisme latent. Mais ces accès provoqués sont, en général, très légers, derniers efforts de l'ennemi abattu.

En résumé, la cure de La Bourboule est formellement indiquée contre l'impaludisme chronique.

Dans l'*anémie des pays chauds*, si étroitement liée à l'impaludisme, la cure thermale a aussi une action très efficace, soit que l'anémie soit la conséquence de l'impaludisme, soit qu'elle soit simplement due au climat.

Les coloniaux viennent ici de plus en plus ; peu à peu s'est fait jour cette idée, soutenue par nos collègues Nicolas et Sersiron, par moi-même, que La Bourboule offre aux coloniaux des ressources thérapeutiques très supérieures à celles que leur offrent d'autres stations officielles ; en haut lieu même elle a pénétré et la station est aujourd'hui inscrite au nombre des « cures administratives ».

Il est certain que, pendant trop longtemps, on n'a vu, très à tort, chez les coloniaux que les troubles du foie et on ne les dirigeait, en conséquence, que sur les stations thermales spécialisées pour les affections hépatiques.

Or, chez beaucoup de coloniaux, le foie n'est pas à proprement parler malade, il n'est atteint que très légèrement et de troubles secondaires ; c'est de la simple congestion, de l'engorgement qui ne demande qu'à se dissiper dès qu'on agit sur la cause qui lui a donné naissance.

Aussitôt que le malade prend le dessus, que diminue et cesse l'anémie, se dissipe la congestion du foie et disparaissent les troubles dyspeptiques ; cela est d'observation courante.

C'est à remonter l'organisme que doit travailler le médecin ; agir autrement c'est, pour parler ainsi, mettre la charrue avant les bœufs, et pour cette cure de régénération rien ne vaut la montagne et l'arsenic.

Nous sommes plusieurs à demander qu'une maison de santé soit aménagée dans la station par les soins de l'Etat pour nos soldats coloniaux. Une installation de ce genre serait peu coûteuse ; la place ne manque pas, ni l'eau minérale non plus, à condition toutefois que la « saison » pour les coloniaux soit fixée à certaines époques, Juin et Septembre, par exemple.

Un sanatorium pour coloniaux à La Bourboule rendrait d'énormes services, serait d'une extrême utilité.

Un mot encore à propos des contre-indications : La Bourboule peut-elle, chez les sujets qui ont eu des troubles du côté du foie, éveiller des susceptibilités latentes ou occasionner une poussée ?

Il est entendu que si l'appareil hépatique est en état d'affection aiguë ou s'il est atteint de lésions sérieuses, la cure ne lui offre aucune ressource, elle pourrait même être nuisible. Mais s'il n'est pas lui-même en jeu, s'il n'est que sujet à ces crises de congestion légère, consécutives à des affections diverses (arthritisme, impaludisme, diabète, etc.), il n'y a aucune contre-indication ; au contraire, en combattant la cause de ces congestions on permet au malade de les éviter. J'ajoute que je n'ai jamais vu les crises de lithiase biliaire être réveillées par la cure. Et Dieu sait si chez les arthritiques, en général, chez les diabétiques, en particulier, la lithiase est fréquente ! Pas un qui n'en fasse mention dans ses antécédents personnels ou héréditaires (famille biliaire du professeur Gilbert).

L'observation suivante pourra donner une idée de ce que peut faire La Bourboule dans l'anémie des pays chauds :

Un malade m'arrive de Saïgon dans un état lamentable, amaigri au plus haut degré, se tenant à peine debout; d'une blancheur de cire; peau flasque et bouffie. Il est atteint de dysenterie depuis de longs mois, il a encore plus de cent selles par jour, selles sanguinolentes avec raclures; épreintes très douloureuses. Il est en France depuis quelques semaines et son état ne s'est pas amélioré.

J'avoue que j'éprouve quelque hésitation à le soumettre au traitement; mais devant son insistance je m'y décide. Il va sans dire que la cure est dirigée avec tous les ménagements possibles.

Au bout de douze jours, il n'a plus de diarrhée, ses selles sont presque moulées, il a augmenté de 3 kilogs.

Au vingt-cinquième jour, augmentation de 12 kilogs, il se trouve absolument bien, a repris la presque totalité de ses forces; mine excellente; n'a plus qu'une ou deux selles par jour, bien moulées.

Le traitement avait consisté en boisson : 25 grammes par jour au début; augmentation progressive jusqu'à un maximum de 100 grammes par jour; bains et douches tièdes, très courtes.

Je n'ai pas besoin de dire que l'alimentation avait été réglée sévèrement ; mais le malade, un pharmacien, suivait déjà depuis plusieurs mois un régime très rigoureux.

C'est donc, sans contredit à La Bourboule seule que revient l'honneur de cette cure de résurrection.

LE TRAITEMENT DU DIABÈTE (¹)

I. — Depuis longtemps l'arsenic est employé avec succès dans le traitement du diabète.

(1) Mémoire de l'auteur présenté à l'Académie de Médecine par M. le Dr LEREBOULLET dans sa séance du 28 mars 1905. (Médaille d'argent 1906.)

On lui reconnaît une double action : reconstituante, réductrice du sucre.

L'explication de cette double action thérapeutique varie suivant la théorie pathogénique : médicament d'épargne, névrosthénique, régulateur de la nutrition, modérateur du travail glycogénique, etc.

Attribuant au foie un rôle prépondérant dans la production du diabète, M. le professeur Gilbert et ses élèves, MM. Carnot, Weil, Lereboullet, établissent deux grandes classes où doivent se ranger tous les diabètes : diabète par insuffisance fonctionnelle du foie, ou diabète anhépatique, diabète par hyperfonctionnement ou hyperhépatique.

Dans le diabète par insuffisance, le foie laisse passer en nature le sucre formé ou fourni par le tube digestif.

Dans le diabète par hyperfonctionnement, le foie élabore trop de sucre et d'urée.

Chacune de ces classes a ses caractères urologiques et ses caractères cliniques propres.

Dans le diabète par insuffisance, le sucre est, en général, peu abondant ; l'urée diminuée.

Au contraire, dans le diabète par hyperfonctionnement, il y a une grande quantité de sucre et une augmentation, souvent considérable, de l'urée.

L'examen fractionné des urines donne un maximum dans les heures qui suivent le repas quand il s'agit d'insuffisance ; et, s'il y a hyperfonctionnement, le maximum ne s'observe que quatre ou cinq heures après le repas.

Au point de vue clinique les deux formes sont également très tranchées.

Dans le diabète anhépatique, les grands symptômes font défaut, mais les accidents ne sont pas rares ? Le foie conserve son volume normal.

Dans le diabète hyperhépatique, les grands symptômes sont de règle ; l'évolution est rapide et parfois menaçante, les accidents redoutables (tuberculose, cachexie, etc.) ; les signes subjectifs sont très variables, étant donnée la complexité des causes qui peuvent provoquer l'hyperfonctionnement (cirrhoses, alcoolisme, troubles nerveux, traumatisme, troubles et lésions du pancréas, etc.). Le foie est presque toujours augmenté de volume.

Ainsi donc, M. le professeur Gilbert établit deux types très tranchés, tant au point de vue de la pathogénie, qu'à celui de l'urologie et de la clinique.

Il va de soi que la thérapeutique doit être pour les deux cas absolument différente. Dans le diabète par anhépatie il faut chercher à réveiller, activer la fonction de la cellule hépatique ; dans le diabète par hyperhépatie on devra, au contraire, chercher à réfréner cette activité exagérée.

Tel agent thérapeutique, utile dans le premier cas, sera nuisible dans le second et réciproquement.

Dans le diabète par insuffisance on donnera les alcalins excitants de la cellule.

Dans le diabète par hyperfectionnement ce seront les modérateurs de l'activité cellulaire : l'arsenic, l'opium, l'antipyrine, les bromures, etc.

Le régime alimentaire et le régime lacté sont utiles dans les deux cas ; mais beaucoup plus dans l'anhépatie que dans l'hyperhépatie.

Au point de vue de la thérapeutique hydrominérale, ressource souvent si importante pour le diabétique, les données précédentes serviront de règle :

Le diabète par insuffisance sera justiciable des eaux alcalines.

Le diabète par hyperfonctionnement sera justiciable des eaux arsenicales.

Inversement, les eaux alcalines seront contre-indiquées dans le diabète anhépatique ; elles l'aggraveront plutôt.

Je ne crois pas et je pense l'établir que, pour les eaux arsenicales, les contre-indications soient aussi précises, étant donnée la double action reconstituante et régulatrice que je rappelais au début de cette note.

Beaucoup plus actif dans la forme hyperhépatique, le traitement arsenical rend cependant de grands services dans la forme anhépatique et, loin d'être nuisible, peut être employé avec succès.

Les observations qui suivent prouveront, je l'espère, de la façon la plus nette cette double action :

1º Au point de vue clinique, relèvement de l'état général ;

2º Au point de vue urologique, abaissement considérable du taux de l'urée dans la forme hyperhépatique (glycosurie et azoturie) et diminution très considérable aussi de la quantité de sucre.

Dans les autres variétés de diabète, anhépatique ou indéterminés, régularisation du taux de l'urée et abaissement de la quantité de sucre.

Toutes les analyses ont été faites avec le plus grand soin par un chimiste des plus distingués, M. le Dr Huguet, professeur de chimie à l'Ecole de médecine de Clermont-Ferrand.

Les notes cliniques qui accompagnent chaque observation ont été relevées par moi au jour le jour ; je les résume le plus brièvement possible et n'en donne que les traits essentiels ; mais le dossier de chaque malade est complet.

Suivent 40 observations détaillées, avec les analyses chimiques et les notes cliniques.

Dans le plus grand nombre des observations, les tableaux sont complets et peuvent fixer l'esprit. Il est, je pense, permis de conclure des unes aux autres ; la conclusion me semble suffisamment scientifique.

D'autant plus que les notes cliniques, beaucoup plus faciles à prendre que les notes chimiques dans la pratique thermale, où l'on ne fait pas toujours ce qu'on veut de ses malades, les notes cliniques, dis-je, sont précises et complètes.

Comme note chimique, il est à remarquer que, dans la plupart des observations, le sucre a diminué très notablement, a même, dans certains cas, disparu tout à fait et que l'urée, d'une façon générale, a été ramenée à la normale ; le taux en a été abaissé quand il était trop élevé, de 60 à 30, par exemple ; relevé quand il était trop faible. En un mot, il se fait une réelle régularisation de la fonction.

Les résultats cliniques sont, on peut le dire, universellement bons, quelques-uns même étonnants. Je ne suis pas entré dans tout le détail ; mais voici quel est le résultat d'ensemble :

Relèvement des forces ; plus de fatigue corporelle ou intellectuelle ; disparition des symptômes et des menaces d'accidents ; réveil des fonctions digestives ; réveil général de toutes les fonctions, des fonctions génitales elles-mêmes ; en résumé, réparation générale, retour apparent à la santé ; dans certains cas on assiste à une véritable résurrection du malade. Il en manifeste son étonnement ; il déclare que jamais, depuis des années, il n'avait ressenti un tel bien-être ; il mange, il n'a plus soif, il dort ; il marche, il se sent robuste, il peut, sans fatigue, travailler de tête ; il est revenu en somme, à la vie, et il a peine à croire à une amélioration aussi rapide et aussi saisissante.

Ces résultats cliniques concordent du reste exactement avec les résultats chimiques ; la perte de sucre et la perte d'urée cessant, les signes du diabète disparaissent et ses conséquences de même ; le relèvement de l'organisme est parallèle et, pour ainsi dire, obligatoire.

Comme note chimique complémentaire, j'ajouterai que le dosage de l'acide urique, du phosphore et du chlore a été fait soigneusement, aussi bien que celui du sucre et de l'urée. Je n'ai pas donné les chiffres pour ne pas allonger ce travail ; d'autant plus que les modifications pour ces diverses substances sont nulles ou insignifiantes.

Au point de vue thérapeutique je soulignerai ce fait, à savoir que beaucoup de mes malades avaient essayé du traitement alcalin, soit sous forme de médicaments pharmaceutiques, soit dans des stations thermales et que cette médication n'avait pas donné de bons résultats ; que, même pour certains, elle avait été plutôt nuisible.

Enfin il paraît établi que, dans la plupart des cas que j'ai eu à soigner, il s'agissait de cette forme de diabète que M. le professeur Gilbert a dénommée : diabète hyperhépatique, ou diabète par hyperfonctionnement du foie.

Nous n'avons noté dans aucun cas des accidents qui puissent être imputés au traitement. La diarrhée est venue, dans quelques uns, se mettre en travers ; mais il s'agissait de malades qui étaient, à ce point de vue, d'une grande susceptibilité (observation XVIII tuberculeux, observation XXXVI diabète grave presque cachectique). Je ne saurais affirmer, au reste, que cette diarrhée, qui en général a cédé à un traitement simple, ne pouvait pas être attribuée à toute autre cause.

Nous avons cru remarquer que des doses considérables de boisson étaient plutôt nuisibles. Dans la plupart des cas, après avoir tâté la susceptibilité du malade, nous revenons à des doses très modérées ; les résultats sont d'autant meilleurs (1).

Conclusions. — Des observations qui précèdent il est permis, pensons-nous, de conclure :

1º Que le traitement par les eaux chlorurées sodiques arsenicales a une action très efficace dans le diabète en général.

2º Que cette action est plus nette, souveraine même parfois, dans la forme hyperhépatique ou par hyperfonctionnement, décrite par M. le professeur Gilbert.

3º L'action porte à la fois sur la glycosurie et sur l'azoturie.

4º La glycosurie diminue dans de très fortes proportions ; elle disparaît même souvent tout à fait.

5º L'azoturie diminue d'une façon parallèle ; le taux de l'urée tend à revenir à la normale.

6º Dans le cas où le taux de l'urée est en diminution, il tend, au contraire, à remonter.

7º On peut donc affirmer que le traitement arsenical régularise le taux de l'urée dans la plupart des cas.

8º Les autres éléments de l'urine sont à peine touchés.

9º L'état général est amélioré d'une façon remarquable ; on assiste parfois à de véritables résurrections.

(1) Il a paru sur le traitement du diabète à La Bourboule un travail de Danjoy, en 1889.

Danjoy revendique pour La Bourboule les diabétiques en état de déchéance auxquels Vichy ne convient plus : les dermatiques.

Il constate, lui aussi, les bons effets de La Bourboule sur l'azoturie : « le taux de l'urée se régularise » la santé générale est toujours améliorée ou presque toujours.

Danjoy, lui aussi, mais sans parler de l'hyperfonction du foie, sans par conséquent en donner l'explication, constate que le diabète avec azoturie est beaucoup plus amélioré à La Bourboule que les autres.

10º L'amélioration est durable ; elle se maintient pendant des mois et des années ; parfois même la guérison est complète.

11º Dans beaucoup de cas, et spécialement dans la forme hyperhépatique, le traitement par les eaux arsenicales donne de très beaux résultats alors que le traitement par les alcalins avait échoué ou avait même été nuisible.

12º Dans toutes les formes du diabète on observe une amélioration notable de l'état général.

13º En aucun cas on n'observe d'accidents imputables au traitement ; alors même qu'il n'amènerait pas de résultats nettement favorables, on peut affirmer qu'il n'est jamais nuisible.

II. — Dans un mémoire présenté à l'Académie de médecine, le 28 mars 1905 et publié dans les *Archives Générales de Médecine* (juin 1905), j'appelais l'attention sur le traitement du diabète par les eaux chlorurées sodiques arsenicales et donnais, chiffres et notes cliniques à l'appui, le résultat de mon expérience de ces dernières années à La Bourboule.

J'ai continué, dans le courant de cette année, ces recherches cliniques et, dans les lignes et tableaux qui suivent, j'en présente le résumé.

Mes observations de cette année me permettent d'affirmer à nouveau les conclusions que j'avais formulées à la fin de mon premier mémoire, à savoir que, d'une façon générale, la glycosurie et l'azoturie sont réduites dans de très notables proportions ; que dans la forme hypoazoturique le taux de l'urée se relève et tend à revenir à la normale ; que la santé générale s'améliore à mesure que se régularisent les fonctions.

Dès les premiers jours, cette amélioration est sensible : « Je traînais la patte en arrivant ; maintenant je lève la jambe. » Cette phrase imagée d'un de mes clients exprime très éloquemment ce changement éprouvé par les malades.

Et ce relèvement des forces et de la santé générale porte sur l'organisme entier. Beaucoup de ces malades arrivent ici dans un tel état de délabrement et de fatigue que tout effort leur est pénible ; penser à quelque chose même les effraie : une lettre à écrire, un ordre à donner, un rien, en un mot, tout est un travail qui dépasse leurs forces, qui les fait reculer.

Au bout de quelques jours, ils se réveillent, secouent cette torpeur physique et intellectuelle, et se reprennent à vivre comme tout le monde.

Je citerai, entre autres, le cas de ce notaire qui était, à son arrivée, dans l'impossibilité presque absolue d'écrire une lettre et qui, après une première saison, absolument guéri de sa glycosurie, a pu, non seulement reprendre ses affaires, mais, dans le courant de l'hiver suivant, manquant de premier clerc, a pu, sans fatigue, mener à lui tout seul son étude, cependant importante.

Mes observations personnelles portent environ sur 80 cas ; elles sont complètes, mais je ne les publie dans mon mémoire que résumées, avec seulement leurs traits essentiels et leurs tableaux d'analyse.

J'aurais été heureux d'ajouter à ces observations personnelles celles de mes collègues de la station ; elles auraient été, sans aucun doute, concordantes ; car, d'après ce que j'ai pu apprendre en causant de la question avec un grand nombre d'entre eux, le sentiment général est que le traitement amène, dans la plupart des cas, une amélioration très sensible. Mon excellent collègue et ami, le Dr Maurel, dans une communication orale, m'autorise à déclarer que, dans sa pratique, il a observé d'une façon générale des résultats conformes à ceux que j'ai observés moi-même.

A la suite des observations publiées dans mon premier mé-moire, je faisais ressortir que le traitement par les eaux chlorurées sodiques arsenicales convenait surtout à la variété de diabète que M. le professeur Gilbert a décrite sous le nom de diabète hyperhépatique.

Je rappelle, en deux mots, la théorie : d'après M. le professeur Gilbert et son école, le diabète, pratiquement et théoriquement, comporte deux grandes classes : il est dû, soit au ralentissement des fonctions du foie (diabète par anhépatie), soit, au contraire, à l'exagération de ces fonctions (diabète par hyperhépatie).

Dans la première forme, le sucre n'est pas suffisamment

travaillé dans le foie ; il sort en nature ; diabète par insuffisance.

Dans la seconde forme, le foie travaille trop ; fabrique trop de sucre, d'où élimination de cet excès ; diabète par hyperfonctionnement.

L'urée, dans le diabète par insuffisance, est insuffisante elle-même ; signe du ralentissement de la fonction.

Dans le diabète par hyperfonctionnement, il y a, au contraire, fabrication de l'urée en excès ; azoturie très marquée en même temps que glycosurie souvent énorme.

Les anhépatiques sont, en général, maigres ; les hyperhépatiques, au contraire, obèses.

L'hyperhépatie est révélée par l'examen fractionné des urines ; dans les deux premières heures qui suivent l'ingestion des aliments, la quantité de sucre émise est beaucoup moins considérable que dans les heures suivantes où le foie est entré en activité.

Au point de vue thérapeutique, ces données théoriques ont une très grosse importance, car, dans l'anhépatie, on doit chercher à ranimer, activer la fonction du foie ; on doit, au contraire, dans l'hyperfonctionnement, s'efforcer de la modérer.

Or, deux médicaments répondent, pour ainsi dire héroïquement, à ces deux indications contraires : le bicarbonate de soude est un puissant excitant de la cellule du foie ; l'arsenic est pour elle un frein non moins puissant.

En thérapeutique hydrominérale, en dehors de toute considération générale et quoi qu'on puisse arguer des modifications de tout ordre que n'importe quel traitement hydrominéral et climatique imprime à l'organisme, la double indication s'impose très nettement pour ces deux formes de diabète; le diabète par insuffisance devra être traité aux stations alcalines, Vichy en tête ; le diabète par hyperfonctionnement aux stations arsenicales, La Bourboule en tête.

J'espère, du reste, que la lecture rapide des observations que je viens de résumer établira, sans contestation possible, cette conviction. Beaucoup de mes malades, ayant fait une ou plusieurs saisons dans une station alcaline, déclarent très catégoriquement qu'il n'y a aucune comparaison à faire entre les résultats qu'ils obtiennent ici et ceux qu'ils avaient obtenus ailleurs. Au point de vue de l'état-général, du relèvement des forces, et, en même temps, au point de vue des résultats chimiques, cela ne se ressemble en rien. Plusieurs n'avaient obtenu aucun résultat, quelques-uns même avaient vu leur état aggravé dans les stations alcalines, tandis qu'ils ressentent, à La Bourboule, une amélioration considérable et durable.

Est-ce à dire que le traitement hydrominéral du diabète par les eaux arsenicales fasse toujours des miracles ? Quelle est donc la médication qui pourrait se flatter d'en faire toujours ? Nous voyons tous les jours échouer médications et remèdes, alors qu'ils sont cependant les plus indiqués et les plus actifs. C'est qu'il faut tenir grand compte, dans ces échecs, de la résistance souvent inexplicable qu'offrent certains malades à l'action médicatrice.

Pour le diabète, en particulier, à côté de ces formes classiques il est, il doit y avoir, un grand nombre de variétés tenant à l'âge du malade ou de la maladie, à sa constitution, à ses imprégnations, que sais-je ?

Beaucoup de nos malades sont des tarés, soit dès longtemps avant l'apparition de leur diabète et c'est peut-être à ces tares mêmes qu'il faut attribuer ce diabète, arthritisme, alcoolisme, syphilis, hérédité, etc. ; soit que le diabète se soit aggravé chez eux de par ses complications propres (tuberculose, lésions du foie ou des reins ; troubles graves des voies digestives, anémie profonde allant chez quelques-uns jusqu'à une véritable cachexie).

Il ne serait donc pas vraiment juste d'exiger du traitement arsenical, pas plus que de n'importe quel autre, une formule médicatrice en quelque sorte mathématique ; c'est affaire d'espèces, de degrés, de nuances.

On comprend, à ce propos, que la médication hydrominérale dans ces cas si variés et souvent si complexes, demande, exige des tâtonnements, des essais et comporte pas mal d'hésitations ; on peut dire, d'une façon générale, que la boisson est très bien supportée, sans fatigue et sans accident, à condition que les doses soient peu fortes et mesurées d'après chaque cas particulier ; pour nous, le tâtonnement est de règle ; l'analyse nous guide du reste en partie et nous rend de grands services ; l'examen clinique de même et peut-être encore plus. Nous louvoyons ainsi pendant toute la durée du traitement ; mais un point très important est à noter et je l'avais déjà noté dans mon premier mémoire : les doses modérées, très modérées même, semblent avoir plus d'action que les doses fortes et, très souvent, chez beaucoup de mes malades, j'ai été obligé de revenir à des doses faibles ; en forçant la dose de boisson, j'avais obtenu un effet tout contraire à celui que je recherchais.

Il est, au reste, tout à fait remarquable que l'action de la boisson produit des effets pour ainsi dire immédiats : une dose très faible fait très souvent baisser d'un tiers ou de moitié la quantité de sucre, et cela dans les trois ou quatre premiers jours du traitement.

En terminant ce second mémoire je reprenais à peu près intégralement les conclusions du premier et j'ajoutais :

Les résultats cliniques sont, on peut le dire, universellement bons, quelquefois même étonnants. Ils se résument en ceci : relèvement de l'état général et, dans quelques cas, résurrection véritable — marche parallèle de l'amélioration clinique et de l'amélioration chimique, — amendement et très souvent disparition complète des phénomènes objectifs et subjectifs. « La perte de sucre et la perte d'urée cessant, les signes du diabète disparaissent et ses conséquences de même ; le relèvement de l'organisme est parallèle et, pour ainsi dire, obligatoire. »

Ces résultats sont durables chez beaucoup de nos malades ; chez quelques-uns que j'observe, ils durent depuis des années ; la guérison est absolue chez certains ; chez d'autres, presque parfaite. Certains encore, sont « guéris » ou presque pour plusieurs mois ; puis, peu à peu, le diabète reprend l'offensive ; ils reviennent alors se refaire, retrouver leurs forces et, par une nouvelle saison, corriger pour quelques mois encore leur déviation nutritive.

Pour ceux-là, la question se pose et ils la posent, du reste, eux-mêmes : deux saisons à trois mois d'intervalle, l'une en Juin, l'autre en Septembre, leur donneraient environ huit mois de bons sur douze : huit mois par an de bonne santé relative, dans certains cas de diabète grave, ce serait vraiment, il semble, un résultat très appréciable !

Dans l'intervalle, de faibles doses d'eau de La Bourboule, au moment du repas, pendant quelques jours, de temps en temps, aideraient l'organisme dans cette lutte intéressante.

Je dois dire, cependant, et c'est mon devoir, que l'eau exportée n'a pas, est même loin d'avoir la même intensité d'action que l'eau prise à la source ; j'ajoute que c'est surtout l'eau exportée qui doit être maniée avec une extrême prudence et administrée à doses faibles.

Les indications semblent très nettes pour le traitement du diabète à La Bourboule : diabète, en général, mais surtout forme hyperhépatique, c'est-à-dire due à un hyperfonctionnement du foie et s'accompagnant, par conséquent, d'azoturie plus ou moins marquée.

Les idées médicales sur ce point ont besoin d'être modifiées ; on dirigeait bien jusqu'à présent sur La Bourboule un certain nombre de diabétiques, surtout depuis les travaux de Danjoy. Mais on partait de cette idée que la médication hydrominérale arsenicale s'adressait surtout aux vieux diabétiques, épuisés par une longue maladie et auxquels la médication hydrominérale alcaline ne pouvait plus être appliquée sans danger. Nous n'avions, pour ainsi dire, que des reliquats, des débris de Vichy ou de Carlsbad.

Et cependant, la médication arsenicale est de règle dans le diabète, elle est appliquée *larga manu* ; je peux dire qu'il n'est pas un de mes malades qui ne me dise avoir été traité par une ou plusieurs préparations arsenicales. Pourquoi donc cette inconséquence, cette sorte de contradiction ? Pourquoi ces malades, traités presque toujours avec succès par l'arsenic pharmaceutique, ne sont-ils pas dirigés de préférence sur une station arsenicale, où la médication est infiniment plus puissante?

Il faut qu'on revienne de cette inconséquence ; il faut que, chez tous les diabétiques auxquels l'arsenic a été utile, on essaie la plus active des médications arsenicales, la médication hydro-minérale.

Je le disais dans mon premier mémoire : La Bourboule n'est jamais nuisible au diabétique ; à certains elle réussit remarquablement ; à d'autres, elle est simplement utile ; à aucun elle ne fait du mal. En pourrait-on dire autant d'autres stations minérales ?

Le jour où, suivant l'exemple de M. le professeur Gilbert et de ses élèves, on nous enverra des sujets neufs, capables de guérir, les très beaux succès que nous pouvons déjà enregistrer deviendront beaucoup plus nombreux et plus éclatants.

J'ajoute que le climat joue aussi un rôle des plus importants et que son action reconstituante est loin d'être à dédaigner.

Conclusions. — 1º Dans le diabète en général le traitement par les eaux chlorurées sodiques arsenicales a une action très efficace ; il est cependant surtout indiqué dans les cas où la médication arsenicale a été déjà employée avec succès, et spécialement dans la forme hyperhépatique du diabète, c'est-à-dire dans cette variété, décrite par M. le professeur Gilbert, variété caractérisée par l'hyperfonctionnement du foie (glycosurie et azoturie).

2º Le traitement par les eaux arsenicales porte à la fois sur la glycosurie qu'il fait toujours baisser et souvent disparaître complètement, et sur l'azoturie, laquelle diminue d'une façon parallèle.

3º Le traitement tend à régulariser le taux de l'urée ; à le ramener à la normale : le réduisant quand ce taux est exagéré, le faisant remonter, au contraire, quand il est au-dessous de la moyenne.

On peut donc affirmer que le traitement régularise la nutrition.

4º L'amélioration de la santé générale est aussi remarquable ; elle suit parallèlement la régularisation de la nutrition et la diminution de la glycosurie ; cette amélioration est, dans certains cas, étonnante ; j'ai prononcé le mot de résurrection. Elle est souvent durable, se maintient pendant des mois et des années ; elle est quelquefois définitive.

5º L'indication formelle pour les eaux arsenicales est donnée par l'état d'hyperfonctionnement de la cellule hépatique ; les eaux alcalines devant, au contraire, être indiquées dans les cas où ce fonctionnement est insuffisant.

Il arrive ainsi souvent que l'eau arsenicale réussit dans beaucoup de cas où les alcalins avaient échoué, avaient même été nuisibles ;

6° Mais, dans aucun cas, le traitement arsenical ne produit d'accidents, si, du moins, il est manié convenablement.

7° Il peut rendre des services dans n'importe quelle forme de diabète ; bien qu'il soit plus formellement indiqué dans la forme hyperhépatique, il donne aussi de très bons résultats dans les autres formes ; mais il faut surtout invoquer l'action reconstituante de l'arsenic et aussi l'action de l'altitude, de l'aération, des pratiques hydrothérapiques, etc., etc.

Alors même que les résultats chimiques seraient peu notables, on peut affirmer hautement que l'état général du malade est toujours grandement amélioré.

8° Certaines indications spéciales s'imposent encore en faveur du traitement du diabète à La Bourboule : elles tiennent à ses complications si fréquentes : les accidents du côté de la peau ou des muqueuses — les complications du côté de l'appareil broncho-pulmonaire (asthme, tuberculose, etc.), l'anémie, etc., et encore à tous ces épiphénomènes qui se rattachent, comme si souvent le diabète lui-même, à l'arthritisme.

9° Mais il convient de ne pas faire de l'anémie et de la cachexie une indication fondamentale, comme ont coutume beaucoup de praticiens ; plus tôt on enverra le diabète à La Bourboule et plus on aura de chances pour obtenir une guérison définitive.

. 10° Dans certains cas particuliers une double saison pourrait être utile.

11° Le traitement par l'eau exportée peut aussi rendre des services dans l'intervalle des saisons. Je recommande, en ce cas, une petite saison de trois ou quatre semaines, à domicile, tous les trois mois : environ 200 grammes par jour ; 100 grammes à chaque repas ; mais sous la surveillance très étroite du médecin traitant.

12º L'albuminerie n'est pas une contre-indication, à moins qu'elle ne soit due à une vraie néphrite ; quand elle est simplement liée au diabète, légère et temporaire, elle cède en même temps que lui (voir les observations).

Depuis la publication de ces deux mémoires j'ai traité la question du traitement du diabète par les eaux de La Bourboule dans deux nouvelles notes : la première, présentée à la Société Médicale des Hôpitaux de Paris en mai 1910, est plutôt un travail de statistique ; la seconde, présentée au Congrès de physiothérapie (Paris, 1910), est un exposé général de la question.

Mes observations étaient à cette époque au nombre de 129. Aujourd'hui mes études portent sur 161 observations personnelles, et mes conclusions, basées sur des notes chimiques et cliniques aussi complètes que possible, restent les mêmes.

Plusieurs de mes malades suivent la cure depuis huit ans ; quelques-uns viennent se retremper à la station deux fois par an. N'est-ce pas la meilleure preuve qu'on puisse donner de l'efficacité de la cure ?

CHAPITRE VIII

Maladie des appareils

MALADIES DE L'APPAREIL RESPIRATOIRE

Nez — Larynx — Trachée
Bronches — Poumons — Plèvre — Asthme — Tuberculose

C'est surtout en tête de ce chapitre que devrait être inscrit ce grand principe de pathologie formulé plus haut et que nous devons absolument rappeler ici : à savoir que l'état général explique, entretient, aggrave, domine, en un mot, les troubles locaux et que c'est en s'attaquant à ce vice originel qu'on a vraiment chance de les faire cesser.

Dans l'appareil respiratoire, sous l'influence de cet état morbide général, plusieurs parties se prennent successivement, souvent même à la fois. Le malade est susceptible de tout l'ensemble, nez, gorge, bronches, poumons. Il est sujet à des congestions fréquentes, soit des muqueuses, soit du poumon lui-même ; à l'occasion d'une grippe, d'un refroidissement, il est pris de partout ; ou bien ce sera de l'asthme, des crises d'oppression.

Un second principe, tout aussi important, doit s'imposer à notre esprit, au début de ce chapitre : c'est que les muqueuses qui tapissent les voies aériennes sont en connexion très étroite et, pour ainsi dire, *vitale* avec la peau ; d'où, chez beaucoup de sujets, balancement entre les fonctions de ces deux téguments et alternance de leurs troubles. Chez eux les muqueuses se prennent quand la peau se dégage et inversement. De là découle encore une des grandes indications de La Bourboule.

Enfin l'appareil lymphatique des voies aériennes est extrêmement susceptible chez certains sujets ; à lui seul, par ses engorgements, il constitue une affection sérieuse, parfois menaçante
(adénopathies du cou, adénopathies trachéo-bronchiques,
inflammations chroniques des tissus lymphoïdes).

L'association dans l'eau de La Bourboule de deux éléments de
premier ordre : l'arsenic, à la fois médicament respiratoire,
médicament spécifique de la peau, et puissant modificateur de
la nutrition; le chlorure de sodium, énergique réducteur et
régénérateur, doit expliquer son action, dirai-je? *révolutionnaire*,
dans les maladies chroniques de l'appareil respiratoire.

Maladies des fosses nasales

Dans le *coryza chronique*, dû si souvent à la diathèse herpétique, arthritique ou lymphatique, la médication produit
d'excellents effets (boisson, irrigations locales). Nous ne parle-
rons que pour mémoire de la douche nasale ; elle ne doit être
donnée qu'exceptionnellement et avec les plus minutieuses
précautions.

Succès remarquables de même dans le coryza chronique des
enfants (*coryza à répétition, coryza asthmatique, coryza scrofuleux*).

Le coryza spécial des asthmatiques (*fièvre de foin*) cède avec
la névrose qui lui donne naissance : nous verrons tout à l'heure
l'action de La Bourboule dans les diverses variétés de l'asthme.

L'indication est aussi formelle dans la *rhinite syphilitique*
et la *rhinite tuberculeuse*, formes plus rares (traitement général
et local).

Maladies du larynx

La cure est indiquée dans tous les cas de *laryngite chronique*
(formes catarrhale, arthritique, granuleuse, hypertrophique,
syphilitique, tuberculeuse même), mais il convient de tenir
grand compte de l'action un peu irritante de l'eau appliquée
localement, et de ne procéder chez les susceptibles qu'avec la
plus grande douceur.

Les pulvérisations, les humages et inhalations pourront

rendre de grands services. Elles décongestionnent la muqueuse, facilitent la respiration ; sous leur influence on voit même guérir des ulcérations légères. Le traitement général et la boisson ont aussi une action curative importante.

Maladies des bronches — Bronchites chroniques
Bronchites à répétition — Emphysème et asthme

La *bronchite chronique,* simple ou compliquée d'*emphysème* est une des grandes indications de La Bourboule.

Très nombreux sont les malades qui viennent de ce chef demander à nos eaux le moyen de passer leur prochain hiver ailleurs que dans leur chambre ou même dans leur lit et il est rare que leur espoir soit déçu. Malheur à eux s'ils essaient de sauter une saison ! L'année suivante ils nous reviennent, repentants de l'infidélité commise et jurant qu'ils ne recommenceront plus.

Quelques-uns sont guéris après une ou deux cures ; ils nous reviennent alors par reconnaissance ou par précaution.

J'en dirai autant de l'*emphysème,* très nettement amélioré, en général, par la cure.

Quelle que soit la forme de l'*asthme* ou sa variété, La Bourboule constitue contre lui une ressource de première valeur.

Le traitement s'attaque aussi bien à la cause originelle (arthritisme, herpétisme) qu'au tempérament nerveux qui entretient l'asthme et l'aggrave ; aux lésions locales où il trouve si souvent prétexte à ses accès et aux complications habituelles (catarrhe, emphysème).

Tels asthmatiques sont guéris, pour ainsi dire d'emblée ; d'autres éprouvent un tel soulagement qu'ils y ont recours tous les ans ; d'autres encore, après une période de paix plus ou moins longue reviennent quand ils se sentent repris ou menacés.

Il est très rare que l'asthme ne soit pas favorablement touché par la cure (boisson, inhalations, pratiques hydrothérapiques).

L'alternance, si fréquemment observée, entre les crises d'asthme et les poussées à la peau (urticaire, eczémas, psoriasis), constitue une des indications les plus formelles. De même le coryza et la bronchite à répétition.

Maladies du poumon et de la plèvre

Quelles sont les maladies du poumon lui-même qui doivent être traitées à La Bourboule ? Disons plutôt, quels sont les malades ?

Il va sans dire qu'il ne peut s'agir ici d'affections aiguës. Mais parmi les maladies chroniques du poumon quel choix faut-il faire ?

Le tempérament, le terrain priment tout. Nos clients seront des lymphatiques, avec leur tendance à éterniser leurs lésions ; des arthritiques, à congestions répétées, guéris aussi rapidement qu'ils sont pris, mais toujours prêts à rechuter ; des susceptibles, qui ont un passé chargé (congestions pulmonaires, bronchites à répétition, pleurésies) et sont toujours sous la menace d'une nouvelle atteinte ; des diabétiques, presque fatalement condamnés par leur affection à une complication pulmonaire, et enfin la trop nombreuse catégorie des fragiles, faux anémiques, faux chlorotiques, faux neurasthéniques, amaigris, affaiblis, pâlis, dont on se demande s'ils ne sont pas ou ne deviendront pas des tuberculeux.

Chez beaucoup d'entre eux c'est à la suite d'une grippe, d'une rougeole, d'une maladie banale parfois, qu'ont apparu des signes généraux ou locaux inquiétants ; ils toussotent, prennent rhume sur rhume ; ils perdent leurs forces et leur énergie ; vrais dyspeptiques parfois, ils n'ont souvent d'autre raison à leur fausse anorexie que la paresse ou le dégoût.

Parmi les jeunes gens, ces faux ou prétuberculeux sont légion ; héréditaires souvent, ayant souffert dans la première enfance (nourrissage imparfait, mauvaise aération) ils ont été des lymphatiques, à la limite de la scrofule.

Un jour, à l'auscultation, leur médecin trouve un sommet submat, respirant mal, avec un murmure vésiculaire ou affaibli ou rude, quelques bruits discrets, inconstants : en un mot « sommet douteux ».

Que penser et que faire en pareil cas ? Est-ce de la tuberculose au début ? Peut-être. Est-ce une simple menace ? Peut-être encore.

En tout cas la lésion, si lésion il y a, n'est qu'au début ; les signes locaux sont si légers qu'il est impossible de rien affirmer, on ne peut que soupçonner et craindre. Sommet douteux, encore une fois.

Toutes les médications ont été essayées sans succès. C'est dans ces cas que La Bourboule fait merveille. Retournant de fond en comble cet organisme qui se laissait aller, elle lui redonne la vie. La nutrition reprend son équilibre, les forces et les couleurs reviennent, l'appétit se réveille, et les troubles locaux, si inquiétants, qui s'accusaient sous l'oreille, s'effacent et s'évanouissent. Le douteux d'antan se change en un robuste garçon ou une belle et fraîche jeune femme.

Ces transformations radicales, nous en sommes témoins chaque année et, pour ma part, j'ai pu suivre un grand nombre de cas de ce genre ; la santé a été raffermie pour toujours.

Que de personnes nous arrivent disant : « J'ai fait, dans ma jeunesse ou mon enfance, une ou deux saisons à La Bourboule, je m'en suis si bien trouvé que je vous amène mes enfants pour qu'ils en retirent le même bénéfice ».

Ainsi des prétuberculeux et des soupçonnés de tuberculose.

Quant aux tuberculeux avérés, doivent-ils tenter la cure de La Bourboule et dans quelles conditions ? Question extrêmement épineuse.

Nous allons essayer d'en fixer les points principaux.

Un tuberculeux à grosses lésions ouvertes n'a aucun bénéfice à espérer de la cure ; elle pourrait même être dangereuse ; des poussées seraient à redouter.

Un tuberculeux débutant ou atteint d'une de ces formes lentes, sur souche arthritique ou lymphatique, qui évoluent sourdement, sans éveiller de réactions vives, pourra être envoyé à La Bourboule ; il aura chance d'y trouver la force de résistance qui lui permettra de nettoyer son poumon, et de venir à bout de son ennemi. Une transformation du terrain pourra même amener une guérison complète. J'en ai observé des cas nombreux.

Il ne faut pas envoyer à La Bourboule les tuberculeux qui ont une tendance marquée aux congestions ou aux hémoptysies.

Est-ce à dire que nous devions refuser tous les malades qui ont eu une ou plusieurs hémoptysies ? Ce serait aller beaucoup trop loin. L'hémoptysie, on le sait, n'est souvent due qu'à une congestion légère, sorte de révolte de l'organe contre l'envahissement. Que l'évolution tuberculeuse s'apaise ou vienne à cesser. l'hémoptysie ne se reproduit plus.

J'ai vu un grand nombre de cas de ce genre et les malades, menacés ou légèrement pris, ont été si heureusement influencés par la cure qu'on peut les considérer comme hors d'atteinte et cela depuis des années.

Autre point : le traitement de La Bourboule provoque-t-il l'hémoptysie ? A cette question je peux répondre carrément par la négative.

Une pratique déjà longue me permet d'affirmer que, si la cure est dirigée prudemment, si le malade ne prend pas de trop hautes doses de boisson, s'il n'est pas soumis à des pratiques fatigantes, excessives, si d'autre part il se ménage et vit « en malade », il n'a rien à redouter, ni congestions, ni hémoptysies.

En résumé, les tuberculeux peuvent être envoyés à La Bourboule et ils bénéficient de la cure lorsque :

1º Ils sont simplement à l'état de menace, sans phénomènes aigus.

2º Si, n'étant atteints que de lésions légères, ils ne sont pas sujets aux congestions ou aux hémoptysies.

3º Lorsque prédomine chez eux l'état général de lymphatisme ou d'arthritisme et qu'il y a lieu d'espérer que la transformation du terrain pourra empêcher la tuberculose d'évoluer ;

4º Lorsque la tuberculose, à l'état de menace ou même acquise viendra compliquer une autre affection, telle que le diabète, affection que la cure de La Bourboule doit amender ou guérir.

5º Sont hautement justiciables de La Bourboule tous les

« douteux » que nous rangeons, en pratique, dans la classe si nombreuse des prétuberculeux.

La Bourboule peut donc rendre de très grands services dans la tuberculose ; mais les indications de la cure doivent être très rigoureusement précisées ; ses avantages ou ses inconvénients très rigoureusement pesés ; c'est affaire de cas particuliers et le clinicien sera obligé à une sélection méticuleuse.

Nous reviendrons sur ce point délicat au chapitre qui traite des indications comparées de La Bourboule et du Mont-Dore dans les maladies de l'appareil respiratoire.

Dans la convalescence éloignée ou les suites des maladies qui ont frappé les bronches, le poumon ou la plèvre, La Bourboule offre des ressources thérapeutiques de premier ordre, soit qu'il s'agisse de relever un organisme délabré, soit que des lésions chroniques menacent de s'établir.

L'action topique des vapeurs ou de l'eau en poudre, la révulsion que fait la douche locale sur les parois thoraciques, l'hydrothérapie (bains, grandes douches) et enfin la boisson, tout cet ensemble thérapeutique constitue une médication très énergique, très efficace, dont les effets immédiats ou lointains sont le plus souvent remarquables.

Que nous ayons affaire à ces séquelles de grippe, souvent si tenaces, aux suites d'une bronchite, d'une pleurésie simple ou même purulente, nous voyons se résoudre peu à peu les lésions, en même temps que diminuent et cessent les troubles fonctionnels ; l'organisme se relève graduellement.

J'ai suivi ainsi la résolution d'une *gangrène pulmonaire* ; le malade, un Algérien, âgé de 20 ans, avait encore des crachats fétides et présentait des signes nets d'une excavation à la partie médiane du poumon droit. Au bout de quelques jours la fétidité avait disparu ; le nombre des crachats allait en diminuant ; les signes de l'excavation s'effacèrent peu à peu ; le malade partit à peu près guéri. La maladie remontait à plusieurs mois et quelques jours suffirent. Il m'est revenu l'année suivante méconnaissable, engraissé, plein de vie, très robuste ; il ne présentait plus aucun signe ni physique, ni fonctionnel de sa très grave lésion.

AFFECTIONS DE L'APPAREIL NERVEUX

Dans certaines affections du système nerveux, La Bourboule peut rendre des services, surtout dans les maladies dites fonctionnelles.

Agit-elle sur l'appareil nerveux lui-même ?

L'arsenic et ses composés ont une action névrosthénique reconnue ; ils sont employés avec succès dans les états de déséquilibre nerveux. Il semble donc que, logiquement, le traitement hydrominéral de La Bourboule doive s'y appliquer et, de fait, dans les états nerveux qui demandent une médication névrosthénique, l'indication est justifiée.

Nous ne parlons pas ici, à proprement parler, des affections du cerveau ou de la moelle. J'ai cependant vu chez un tabétique la cure produire un excellent effet, non sur le tabes lui-même, c'est entendu, mais sur l'état de délabrement physique et moral du malade.

Mais chez les neuro-arthritiques, contre les *névralgies tenaces*, dans le *goitre exophtalmique*, dans la *neurasthénie*, la cure thermale rend de grands services.

J'ai soigné plusieurs cas de goitre exophtalmique qui ont été très améliorés ; j'en ai encore deux en observation où les résultats sont excellents. Sous l'influence du traitement l'état général se relève; les troubles nerveux s'apaisent : tous les troubles qui accompagnent cette maladie si ondoyante. La guérison complète n'est pas rare ; j'en ai observé un cas très probant.

Dans la *neurasthénie* on a aussi de très beaux succès.

On conçoit, au reste, très bien que l'association de l'eau arsonicale en boisson et de l'hydrothérapie puissent avoir une action très efficace dans ces troubles nerveux si mal déterminés, mais qui paraissent avoir pour cause primordiale le tempérament arthritique.

Dans les troubles nerveux liés à l'anémie, chez les adolescents surtout, à la tuberculose douteuse ou menaçante, La Bourboule peut être d'une grande utilité.

L'action tonifiante du climat, l'action réparatrice de l'arsenic

sur la cellule, élective peut-être sur l'élément nerveux, l'hydrothérapie, la radio-activité, sans doute, tous ces facteurs entrent
en jeu pour redonner de la vie au système nerveux défaillant.
Toujours est-il que, sous l'influence de la cure bourboulienne,
se produisent souvent de véritables résurrections.

MALADIES DE LA PEAU

Dès les premiers temps de sa découverte, La Bourboule avait
été, pour ainsi dire spécialisée pour le traitement des maladies
de la peau ; l'arsenic, à cette époque, passait pour souverain
dans ces affections.

Depuis, la mode a quelque peu changé ; il n'est plus considéré
comme une panacée ; on ne le prescrit plus indifféremment et
systématiquement dans tous les cas.

Reste cependant que « l'arsenic est l'agent par excellence
des maladies de l'épithélium, des catarrhes secs de la peau et
des affections squameuses, du psoriasis, du lichen plan, des
lésions unguéales qui s'accompagnent d'hyperkératose, de
l'acné ». (Unna, traduction de Doyon et Spillmann.)

Unna conclut que l'arsenic, en raison de son action incontestable sur les tumeurs du tissu conjonctif, les lymphomes et les
sarcomes, sur les pemphigus et le lichen, doit être considéré
comme un *véritable spécifique.*

Mais l'eau de La Bourboule n'est pas, comme nous l'avons
déjà dit, une simple solution titrée d'arsenic. C'est un médicament complexe, fait de beaucoup d'éléments connus et peut-être
aussi de beaucoup d'autres inconnus ; et si l'arsenic doit être
tenu pour spécifique, La Bourboule peut être douée, tout à côté,
d'une spécificité particulière. C'est ce que l'observation clinique
nous prouve tous les jours.

Si la plupart des dermatoses se trouvent bien du traitement,
il y a peut être à ce fait une raison plus haute : c'est que les
dermopathes s'en trouvent bien aussi, et nous sommes ainsi
toujours ramenés à ce principe proclamé au début de cette
étude : La Bourboule agit à la fois sur l'état général, sur les

états locaux ; elle guérit non seulement la maladie, mais le malade.

Un très grand nombre de sujets doivent leur affection de la peau à une cause générale (diathèse arthritique, herpétique, lymphatisme, diabète, syphilis, tuberculose), à un trouble de la circulation, de la digestion, du système nerveux, etc. La lésion de la peau n'est chez eux qu'une manifestation épisodique. Ne voir que cette lésion seule, c'est faire de la médecine d'à peu près, indigne d'un clinicien. Il serait tout aussi antimédical de ne voir que la cause générale, négligeant la lésion.

« L'art difficile de traiter l'eczéma, a écrit Besnier, réside tout entier dans l'association mesurée et coordonnée de la médication interne et du traitement externe. »

Ce que dit Besnier à propos de l'eczéma, il aurait pu le dire avec autant de raison à propos d'un grand nombre d'affections de la peau.

Et M. le professeur Gaucher proclame en tête de ses leçons que « le dermatologiste ne doit pas être un spécialiste, dans le sens étroit du mot et ne voir pas plus loin que la lésion locale. La plupart des maladies de la peau ne sont que des déterminations cutanées d'altérations humorales diathésiques ».

Ainsi peut s'expliquer la double action de La Bourboule : modification de la nutrition, modification de la lésion : soit l'association demandée par Besnier.

Une nomenclature des malades que nous y voyons risquerait fort d'énumérer toutes les maladies de la peau ou, du moins, la plupart d'entre-elles.

C'est que, pour beaucoup de médecins, très à tort, suivant nous, s'imposent à l'esprit, en matière d'eaux minérales, des formules d'équation très simples, très commodes, très pratiques, mais au fond aussi spécieuses que fausses. On dit volontiers : peau-Bourboule, foie-Vichy, intestin-Plombières ou Châtel-Guyon.

Très simple, encore une fois, mais beaucoup trop simple. La médecine ne l'est pas. Il serait aussi médical de dire : constipation-purgatif ou encore fièvre-quinine.

Cette spécialisation thérapeutique est une grosse erreur en

matière de médecine thermale ; elle peut conduire aux pires
conséquences.

Que penserait-on d'un spécialiste qui ne s'occuperait chez
son client que de l'affection locale sans se soucier des causes qui
ont pu lui donner naissance ou l'entretenir ?

Sans doute, l'eau de La Bourboule a une action topique toute
particulière ; que la peau soit saine ou malade et quelle que soit
la lésion, le bain d'eau de Choussy-Perrière donne une sensation
de douceur, d'onctuosité tout à fait spéciale ; c'est un peu celle
que donne le bain de son. L'eau constitue, dans n'importe
quelle dermatose, un véritable topique calmant, cataplasmant,
a dit M. le professeur Landouzy dans son langage à créations
imagées.

Or, la plupart de nos malades sont des susceptibles de la
peau ; des dermopathes par constitution. Chez eux des affections
cutanées de types divers se succèdent ou évoluent même
simultanément, parce que dermopathes.

On comprend donc que, dans presque tous les cas et quelle
que soit l'affection cutanée, la cure puisse produire de bons
effets, et il serait, à la rigueur, permis d'établir l'équation de
tout à l'heure : Bourboule-peau et d'en justifier les termes.

Néanmoins, c'est surtout dans certaines dermatoses que le
traitement a une réelle action curative et nous ne retiendrons
que celles-là.

Nous allons donc énumérer dans les pages qui suivent les
affections de la peau que nous traitons avec le plus de succès.

Pour cette énumération nous suivrons la classification étiolo-
gique, laquelle, adoptée par M. le professeur Gaucher, nous
paraît la plus logique ([1]).

Erythèmes

Ils peuvent être divisés en deux classes : érythèmes de cause
externe, érythèmes de cause interne.

Parmi les premiers, nous ne retiendrons que l'*intertrigo*, si
fréquent et qui inquiète si fort les malades, les *érythèmes pro-*

[1] Traité de médecine GILBERT-THOINOT, Maladies de la peau.

  6

fessionnels, le plus souvent compliqués d'eczéma ou de telle autre dermatose, l'*engelure*.

Lorsque l'érythème est devenu pour ainsi dire habituel, ou qu'il a entraîné à sa suite d'autres lésions cutanées, lorsque surtout il est entretenu par un état diathésique, La Bourboule est formellement indiquée et son action très nette.

L'érythème est-il dû à une intoxication, soit alimentaire, soit médicamenteuse ? Ici même observation.

Entretenus le plus souvent ou aggravés par une cause diathésique, ils dénotent en même temps une susceptibilité particulière de la peau. Le traitement réussit à guérir la lésion locale et, luttant contre le vice du tempérament, il empêche les récidives.

L'*érythème scarlatiniforme*, dont nous avons soigné plusieurs cas, n'est justiciable de la cure que lorsqu'il a une tendance à passer à l'état chronique (*érythème scarlatiniforme récidivant*).

Urticaires

Quelle qu'en soit la cause, l'*urticaire* est du ressort de La Bourboule. Nous en voyons des cas très nombreux et constatons de très beaux succès. La diathèse, qu'on trouve généralement, à l'origine de l'affection, est heureusement modifiée ; la peau devient moins excitable, le système nerveux moins impressionnable — on sait quel rôle important il joue dans cette si désagréable affection. — C'est au point que le prurit cesse parfois tandis que continuent les poussées éruptives. « Le malade regarde ses plaques et n'y touche plus », avons-nous écrit quelque part.

Il va sans dire que nous n'entendons parler ici que de l'urticaire à forme chronique ou récidivant.

Herpès

Pour l'herpès lui-même, lésion fugace, pas d'indication ; indication très nette, au contraire, pour ce qu'on pourrait appeler les formes chroniques de l'herpès (*herpès génital récidivant, herpès névralgique*), et encore chez ces sujets qui sont atteints d'herpès ou de *fièvre herpétique* à propos d'un rien et souvent sans cause appréciable.

J'ai vu un certain nombre de malades, chez lesquels cette tendance pénible aux poussées d'herpès a été très notablement amendée après une ou plusieurs cures. Ce sont, en général, des arthritiques.

Pemphygus

Que dire du pemphygus et des variétés nombreuses de dermatites rangées sous son nom ? La Bourboule a dans tous ces cas une indication justifiée, en tant qu'eau arsenicale, spécifique de ces affections (Unna, Doyon et Spillmann, *loco citato*).

Eczémas — Eczématisations

Toutes les variétés d'eczéma appartiennent à La Bourboule et aussi les eczématisations qui viennent compliquer d'autres affections cutanées.

Nous en voyons chaque année des quantités considérables, de tout âge, de toute cause, de toute forme, de tous sièges. Il est rare que le malade ne soit pas très amélioré par la cure et très souvent il part guéri.

C'est que, en dehors des eczémas artificiels, lesquels ne sont en réalité que des dermatoses eczématiformes, comme le dit excellemment le professeur Gaucher, tous les dermopathes porteurs d'eczéma sont des diathésiques. On est eczémateux. L'action générale s'ajoute donc à l'action topique.

Les formes aiguës elles-mêmes ou plutôt les poussées aiguës dans l'eczéma chronique se trouvent bien du traitement. Il ne faut donc pas attendre pour envoyer un malade que l'allure plus ou moins aiguë de l'éruption soit apaisée. Elle s'apaisera très rapidement d'elle-même sous l'action du bain, de la douche et de la boisson, à condition toutefois que la médication soit très attentivement surveillée et qu'on ne l'applique pas trop vivement.

En dépit de la mode, rien ne prévaut contre l'observation et les milliers de malades qui viennent et qui reviennent ici, souvent de leur propre chef, pour obtenir un soulagement qu'ils escomptent parce qu'ils l'ont déjà éprouvé, peuvent témoigner, sans s'inquiéter de savoir si c'est l'arsenic qui est en cause, que La Bourboule a une action très efficace contre l'eczéma.

Quelques-uns reviennent tous les ans, car ils savent et proclament que, s'ils s'abstiennent une année, ils le paient chèrement. Une poussée en hiver ou au printemps leur rappelle leur faute. Beaucoup dès lors font régulièrement leur cure tous les ans et, grâce à La Bourboule, ils peuvent ainsi vivre en paix avec leur ennemi.

Eczéma séborrhéique — Séborrhée

Action très nette (boisson, bains, pulvérisations). La séborrhée état constitutionnel, ou, en tout cas, très certainement liée à des troubles de l'état général, est heureusement modifiée par la cure.

Pytiriasis

Même observation pour les diverses variétés de pytiriasis.

Lichen

Pour le lichen simplex mêmes indications que pour l'eczéma.
Pour le lichen plan indications encore plus précises.
Le lichen plan s'observe plus spécialement chez les arthritiques et surtout encore chez les neuro-arthritiques. Quelques auteurs même le considèrent comme une affection d'ordre purement nerveux. La Bourboule apaise l'excitabilité souvent excessive ; elle calme ces démangeaisons à tel point intolérables parfois qu'elles vont jusqu'à pousser le malade au suicide (observation personnelle).
Action topique, calmante et curative (bains et douches locales) ; action générale (boisson) ; action spéciale sur le système nerveux (douches générales, tièdes et très brisées) préconisées par Jacquet.

Prurigos — Prurits

Mêmes observations que pour le lichen plan. Ici encore, dans la plupart des cas, c'est le nervosisme qui est en jeu. La double action générale et locale est des plus efficaces.

Dans le *prurit localisé* (*génital ou anal*), alors que la lésion est souvent insignifiante et souvent même nulle, j'ai vu la cure amener une sédation rapide et parfois la guérison absolue (douche locale, douche générale, boisson) ([1]).

Psoriasis

C'est certainement contre le psoriasis que La Bourboule a été le plus employé. Elle l'est encore beaucoup.

L'arsenic ayant été considéré longtemps comme un médicament de chevet, dans cette affection, il était logique d'essayer l'eau arsenicale thermale ; dès les premiers temps de la station de brillants succès ont été proclamés, mais aussi, par contre, des insuccès éclatants. Enthousiasme tout d'abord, puis scepticisme et enfin abandon par toute une école. Telle est, au reste, l'histoire de beaucoup de médications.

Nous allons tenter d'éclairer la question en quelques mots. La Bourboule ne méritait « ni cet excès d'honneur, ni cette indignité ! » et c'est encore dans le juste milieu qu'il faut chercher la vérité.

Le psoriasis n'est pas un. Il y a, pour être vrai, des psoriasiques, et c'est là ce que les spécialisateurs irréductibles ne voient pas assez.

Les psoriasiques sont, en général, des héréditaires et, avec cela, presque tous des neuro-arthritiques.

Sur une lésion de la peau qui est manifestement liée à l'état constitutionnel notre action ne peut être que forcément restreinte et c'est déjà beaucoup que nous ayons quelque action ; or elle est indubitable.

Chez un grand nombre de psoriasiques, non seulement La

<hr>

(1) Du traitement du prurit à La Bourboule. — Mémoire présenté à la Société de médecine de Gannat. — VERDALLE.

Bourboule nettoie et « blanchit » la peau, pour ainsi dire instantanément, pendant la durée même de la cure, mais encore ce « blanchissement » se maintient pendant plus ou moins longtemps, des mois, des années, indéfiniment même dans quelques cas.

Ce résultat, même partiel, est très appréciable, très apprécié par les malades, les femmes surtout et même par certains hommes qui sont femmes sur ce point.

Les poussées saisonnières sont aussi, très souvent, éloignées, amendées ; elles ne se reproduisent plus du tout chez quelques malades ; la guérison se maintient pendant quelquefois un temps très long. J'ai vu des cas où elle a été parfaite.

Mais devons-nous vraiment chercher à obtenir la guérison complète du psoriasis ? Question très épineuse.

Si, par une médication intensive, exagérée, et tout à fait hors de proportion avec le but à atteindre, à savoir la disparition d'une affection bénigne et très supportable, si, par des bains de plusieurs heures, à une haute température, par des doses énormes de boisson, nous arrivons à supprimer l'éruption, que risquons-nous d'amener dans bien des cas ? Une métastase bien plus pénible et bien plus dangereuse sur les muqueuses, sur les articulations ou sur tel organe important. Ce n'est pas impunément qu'on impose à un organisme un trouble aussi profond. N'oublions pas que nous avons affaire à un constitutionnel, à un diathésique, que le psoriasis est une des affections de la peau où la métastase est le plus fréquemment observée, où le balancement est presque de règle, et le malade, si nous le consultions sur l'opportunité d'un tel changement, serait le premier à nous demander le *statu quo*.

Nous devrons donc éviter de brandir le légendaire pavé et nous borner à une médication modérée ; nous pourrons ainsi contenter nos malades, nous leur promettrons une sérieuse amélioration, ce qui est vrai, mais nous les avertirons que pousser à fond la cure serait d'une extrême imprudence; car ils s'exposeraient ainsi à de redoutables conséquences.

Pytiriasis rubra — Dermatites exfoliatrices

Rien ou peu de chose à dire de ces affections encore mal définies. Tout ce qu'il est permis d'affirmer c'est que La Bourboule, étant donnée son action spécifique dans les dermopathies, en général, peut toujours être essayée.

Acnés

Dans les variétés vulgaires de l'acné inflammatoire, acné rosacée ou couperose, acné nécrotique, la cure en boisson et en applications donne de très bons résultats.

Etant donnée l'action de l'eau minérale sur la séborrhée, sur les fonctions mêmes de la peau, et aussi et surtout peut-être sur l'état général, cela n'a rien de surprenant.

Les acnés du visage, si intimement liées à la séborrhée, l'acné des adolescents, désespoir de tant de jeunes filles, sont très nettement améliorées. On observe souvent la guérison complète après une ou deux cures.

J'ai vu, entre autres, cette année un cas d'acné confluente du visage, de la poitrine et du dos, chez un jeune homme de 26 ans, véritable cas de musée ; les éléments étaient énormes; un grand nombre d'allure nécrotique. Diverses cures hydrominérales avaient été essayées sans succès, tous les traitements possibles avaient échoué, le résultat de la cure a été vraiment merveilleux.

Sycosis et Folliculites

Sans avoir rien de spécial, la cure est utile. Elle favorise l'action des médicaments topiques et des interventions que nécessite le traitement de ces affections rebelles.

Ajoutons qu'elle agit aussi sur la muqueuse nasale et on sait que la sécrétion irritante de cette muqueuse en retient désespérément le sycosis.

Kératose pilaire

Très médiocrement influencée par la cure ; mêmes observations que pour toutes les dermopathies en général.

Dyshidrose

Mêmes observations que pour les eczémas ; les deux lésions sont, du reste, étroitement liées.

Pelades

Le plus souvent d'origine nerveuse (Jacquet) la pelade est améliorée par la cure ; sans amener la guérison le traitement la prépare et la facilite (action locale par les douches et applications, action générale sédative et reconstituante).

Icthyose

Très favorablement influencée par la cure ; j'en ai observé plusieurs cas où la lésion *semblait* disparaître tout à fait sous l'influence des bains ; mais on sait combien cette affection, héréditaire très souvent, congénitale toujours, est rebelle à tout traitement. Il est certain que, dans quelques cas, on obtient une amélioration réelle, qui dure pendant un temps assez long (observations personnelles).

Dermatoses microbiennes

Dans l'*impétigo* et l'*ecthyma* la cure n'agit guère que comme adjuvant, préparant la peau à des topiques curatifs. Mais son action générale sur l'organisme offre une réelle importance, car il est constant que ces affections ont tendance à s'éterniser et offrent une résistance désolante sur un organisme délabré. A ce point de vue la cure est donc d'une grande utilité.

Dans le *lupus* et en particulier dans le *lupus érythémateux* l'action topique appliquée avec une certaine énergie (douche filiforme) donne de très beaux résultats. Il est bon de faire en même temps un traitement local (scarifications, cautérisations). On arrive ainsi parfois à une guérison radicale.

J'ai vu ainsi guérir sous mes yeux un lupus érythémateux

du cuir chevelu chez une jeune femme ; une seule cure a suffi ;
j'employais la douche filiforme et la cautérisation circulaire au
thermocautère.

Il va sans dire que, dans le lupus, l'action générale de la cure
sur l'organisme constitue un facteur de guérison de la plus
haute importance.

CHAPITRE IX

Les enfants à La Bourboule (¹)

Parmi les « stations d'enfants » La Bourboule occupe et mérite d'occuper, sans aucun doute, un des premiers rangs.

C'est que, en effet, comme nous l'avons dit plus haut, le traitement de La Bourboule constitue, avant tout, une médication générale, s'adressant au tempérament, à la nutrition ; que le lymphatisme, presque normal chez l'enfant, mais prenant chez lui, lorsqu'il dévie ou s'exagère, les allures d'une véritable maladie chronique, est admirablement tenu en respect, combattu et réduit par la cure ; qu'on trouve réunis dans cette station privilégiée les éléments principaux, j'allais dire nécessaires, du traitement du lymphatisme : air vif et pur, bains et hydrothérapie à l'eau salée, avec, en outre, trois médicaments de premier ordre, associés de telle manière que les estomacs les plus suceptibles puissent les supporter sans révolte : le bicarbonate de soude, le chlorure de sodium et l'arsenic.

Quelle est l'action intime de tous ces facteurs réunis ? Par quel mécanisme biologique arrivent-ils à modifier tellement un organisme qu'il est, pour ainsi dire, « retourné comme un gant » que tel enfant malingre, maigriot, avec des chapelets ganglionnaires un peu partout, reprend au bout de quelques semaines ou de quelques mois toutes les apparences d'une bonne santé, que les troubles dont il souffrait (éruptions, angines, coryza, adénopathies, asthme, bronchite facile, etc.) disparaissent pour ne plus revenir ?

---

(1) VERDALLE, — Les cures d'eaux chez les enfants (Traité du Dʳ Legrand. — J.-B. Baillière, éditeur, 1910).

Tout ce que nous pourrions dire ne serait que suppositions ou théories ; le fait est là, évident, « crevant les yeux », « le tempérament est changé ». Il n'est plus question ni de troubles locaux, ni de troubles généraux. « Depuis sa saison dernière, il n'a plus rien eu ! » Telle est la phrase éloquente que nous entendons, dite non seulement par les parents, mais par le médecin des « petits ».

Chez les enfants c'est l'état général qui est en cause dans la plupart des cas ; la diathèse, état maladif dû à l'hérédité souvent, mais souvent aussi à des conditions fâcheuses de vie (habitation, régime) se manifestant par ces ennuis, ces crises qui reviennent sans cesse, maladies à répétition qui font le désespoir des mères.

L'enfant est susceptible, il s'enrhume facilement, il a toujours « le nez pris ». Il a des maux de gorge fréquents, il est mou, « palot » ; il n'a pas d'entrain, pas d'appétit, « on est obligé de le forcer pour manger ». Il ne grandit pas, il a une tendance à « se tenir mal », à se voûter. Il est sujet à des poussées d'urticaire à propos de tout et à propos de rien, ou à des éruptions mal caractérisées qui vont et viennent. Il a des « glandes plein le cou », il respire par la bouche et ronfle la nuit ; il a des accès de fièvre qui durent deux, trois jours et même davantage, fièvre qui ne s'explique par rien, « il est fiévreux » disent les mères.

C'est, en un mot, un petit lymphatique ; pour le moment il n'est que cela ; mais prenez garde, il a tout ce qu'il faut pour devenir un petit scrofuleux et de la scrofule à la tuberculose il n'y a qu'un pas !

En attendant l'enfant est sujet à des coryzas, à des angines, à des bronchites à répétition qui le fatiguent et l'épuisent, à des accès de toux coqueluchoïde, preuve que ses ganglions trachéo-bronchiques sont gonflés comme ceux du cou, de l'aisselle et de l'aine. Tous accidents à poussées paroxystiques, dus à des poussées congestives.

De ce tableau qui est loin d'être complet, prenez quelques traits ou liez les en faisceau, variez les tons, faites succéder les troubles les uns aux autres ; faites les alterner ; ces traits seront accusés ou simplement à l'état d'ébauche et vous aurez le type de ce petit lymphatique dont je parlais tout à l'heure, de cet enfant qui n'est, pour le moment, qu'un souffreteux, un demi-malade, si vous voulez, mais dont la nutrition souffre dans son ensemble et qui, de par sa moindre résistance, deviendra ou a de grandes chances de devenir un malade véritable.

Il souffrira dans sa croissance ; la moindre des maladies de l'enfance se compliquera d'accidents, parfois redoutables ; il traversera difficilement la période critique de « formation ». Il pâtira des suites de cette pénible traversée et gardera pendant toute sa vie les stigmates de sa diathèse.

C'est cet enfant susceptible, maladif ou malade qui devra être envoyé à La Bourboule dont les eaux régénératrices lui referont une constitution.

Tous ces petits débiles, vont s'y transformer à vue d'œil pendant et après la cure ; les signes de la santé réapparaîtront ; la croissance reprendra, les engorgements ganglionnaires se fondront et tous les troubles locaux et généraux, ces accès de « fièvre lymphatique », ces accidents « à répétition » disparaîtront pour ne plus revenir ; transmutation qui permettra à l'enfant d'arriver sain et vigoureux à l'âge adulte.

Les troubles de l'état général ne sont pas tous dus chez l'enfant à une constitution défectueuse ; ils peuvent être la conséquence d'une maladie aiguë ou chronique : ce sera la rougeole, quelquefois si insidieuse ; la coqueluche, avec ses complications broncho-pulmonaires si fréquentes; la diphtérie ou encore l'impaludisme; l'anémie simple ou la chloro-anémie; ce sera une convalescence trop prolongée ou traversée par une série d'accidents; les séquelles de la grippe, de la fièvre typhoïde, que sais-je ?

Dans tous ces états de débilité qui compromettent la santé générale, qui réveillent souvent le lymphatisme latent, le traitement reconstituant de La Bourboule fera merveille.

Nous allons passer en revue, dans une énumération rapide, les maladies des divers organes ou appareils pour lesquelles La Bourboule est indiquée chez l'enfant spécialement.

APPAREIL RESPIRATOIRE

Nez

Coryza chronique, rhinite et rhino-pharyngite chroniques, causes si fréquences de l'asthme infantile.

Pharynx

Pharyngite granuleuse, angine herpétique, amygdalites, végétations adénoïdes.

Dans toutes ces affections du nez et du rhino-pharynx, si souvent d'une ténacité désolante, le traitement a une action très remarquable ; avant ou après l'enlèvement des végétations la cure est indiquée, soit pour préparer à l'opération, soit pour empêcher la récidive si fréquente.

Bronches — Poumons

La bronchite chronique, la bronchite « facile », la bronchite à « répétition », l'asthme infantile, l'adénopathie trachéo-bronchique, toutes affections qui, peut-être, en somme, n'en font qu'une ; variétés de formes réunies par un lien commun, expression de souffrance du système lymphatique ? Souvent une saison suffit à débarrasser l'enfant de cette énervante susceptibilité qui fait de lui un pauvre petit être toujours souffrant, toujours exposé, obligé à une foule de précautions, sevré de tout plaisir.

Les adénopathies et, en particulier, l'adénopathie trachéo-bronchique qui joue certainement le principal rôle dans la production de tous ces troubles congestifs, paroxystiques, diminuent et finissent par disparaître ; avec elles, signes physiques et signes fonctionnels s'effacent peu à peu et tout rentre dans l'ordre, ce qui tendrait à prouver que l'adénopathie trachéo-bronchique n'est pas toujours de nature tuberculeuse, comme l'affirment certains auteurs.

Tous les ans je soigne à La Bourboule un assez grand nombre de
ces petits ganglionnaires et mes notes sont pleines d'observations où La Bourboule a fait disparaître absolument et les adénopathies et les troubles qu'elles produisaient.

Les affections du poumon qui sont heureusement modifiées
par la cure sont les suivantes :

Congestions chroniques, lésions mal déterminées, suites de
pneumonie, de grippe, de coqueluche ; foyers infiltrés ou indurés,
occupant un sommet ou une base, lésions dont on ne saurait
dire qu'elles sont de nature tuberculeuse, mais qu'on peut à bon
droit qualifier de suspectes : tout cela se fond et s'évanouit
comme le font les adénopathies, peut-être au même titre.
Beaucoup de ces petits malades sont des héréditaires ; il y a eu
chez les parents de l'asthme, de la tuberculose, de la bronchite
« facile ». Ce sont des susceptibles de naissance.

PEAU

Chez les enfants elle est aussi fragile que les muqueuses. Que
ses affections soient dues à une déviation de l'état général ou à
des causes locales, ou encore à des troubles de la digestion, que
la lésion soit seule en jeu ou qu'il faille accuser des perturbations
dans la nutrition ou l'innervation, l'action est toujours bienfaisante et là encore elle est double, agissant à la fois sur l'économie entière et sur la lésion comme topique.

Erythèmes, urticaires, eczémas, lichens, psoriasis, icthyose
même, furonculose ou acnés, toutes ces affections sont améliorées
et même guéries par la cure.

L'élément congestif à paroxysmes est touché, qu'il s'agisse
de la peau externe ou des muqueuses, et, fait que j'ai déjà noté
plus haut, si les crises d'urticaire, par exemple, se produisent
encore, elles ne déterminent plus, dans beaucoup de cas, ces
démangeaisons si pénibles qui vont jusqu'à priver l'enfant de
sommeil ; il regarde ses plaques et n'y touche plus ; la démangeaison a disparu.

Fait intéressant encore, les poussées congestives sur la peau

alternent souvent avec les crises de coryza, d'asthme, d'angine,
de bronchite ; congestions successives sur la peau et les
muqueuses, alternant les unes avec les autres, se croisant
ou se succédant. C'est là une dès principales indications de
la cure de La Bourboule ; grâce à la « révolution » qui s'opère
dans l'organisme de l'enfant, tous ces troubles congestifs
s'évanouissent.

ANÉMIE — CHLORO-ANÉMIE
ANÉMIE DES PAYS CHAUDS — IMPALUDISME

Dans tous ces états chroniques où le globule sanguin est en
défaillance, la cure arsenicale, « le bain de mer chaud de La
Bourboule » et la cure d'air réussissent admirablement.

L'intoxication impaludique est combattue victorieusement
par la cure d'air et d'arsenic, en même temps le foie et la rate
reprennent peu à peu leurs dimensions normales.

DIABÈTE

Chez les enfants le diabète revêt des caractères spéciaux ; il
est, en général, d'une gravité extrême. Comme traitement
reconstituant la cure a une action réelle ; mais sur la maladie
elle-même cette action est malheureusement très aléatoire.

CHAPITRE X

La Bourboule et le Mont = Dore

dans les maladies des voies respiratoires

INDICATIONS DIFFÉRENTIELLES

(VERDALLE, *Journal de médecine de Bordeaux, juillet* 1901)

Dans le massif du Mont-Dore, aux sources de la Dordogne, deux stations célèbres attirent tous les ans un grand nombre de malades.

L'une, très ancienne, exploitée dès les temps de l'occupation romaine ; l'autre pour ainsi dire de découverte récente, car sa réputation ne date guère que d'une trentaine d'années.

Le Mont-Dore, chimiquement assez indéterminé, puisque ses médecins eux-mêmes hésitent encore et ne savent trop dans quelle classe il faut le ranger ([1]). La Bourboule, franchement arsenicale et chlorurée sodique.

Le Mont-Dore a une réputation universelle et justement méritée pour le traitement des maladies des voies respiratoires. La Bourboule, un peu moins connue à ce point de vue, voit cependant augmenter tous les ans le nombre des aériens ou pulmonaires. Connue surtout autrefois pour ses succès dans les dermatoses, le lymphatisme, les affections osseuses ou articulaires, etc., elle a vu peu à peu se transformer sa clientèle arsenicale sous l'influence des variations de l'Ecole, et aujourd'hui

(1) J. NICOLAS, Conférence sur les eaux du Mont-Dore, 1900.

tout le vaste champ de l'arthritisme lui fournit une clinique des plus intéressantes et des plus diverses. L'arthritisme frappant indifféremment n'importe où, aussi bien l'arbre respiratoire que le reste de l'organisme, beaucoup d'affections ou de lésions des voies aériennes sont envoyées à La Bourboule, cela va de soi.

Mais le praticien se trouve souvent très embarrassé dans le classement de ses malades : les indications différentielles des deux stations sont peu ou mal définies. La question nous a été souvent posée par des confrères très distingués, très intéressés à la résoudre. Nous-même, dans le cours d'une pratique assez longue, nous avons éprouvé cette hésitation. Aujourd'hui, voyant de plus près, ancien client du Mont-Dore, à la fois client et médecin de La Bourboule, instruit par cette leçon de choses, par le maniement journalier des eaux et du malade, nous pensons être à peu près à même de résoudre cette question ou tout au moins de donner à nos confrères quelques indications utiles. C'est ce que nous allons essayer de faire dans les lignes qui suivent.

INDICATIONS GÉNÉRALES — ALTITUDE — CLIMAT

L'altitude du Mont-Dore est de 1.050 mètres; celle de La Bourboule de 846.

Les deux stations sont situées dans la vallée de la Dordogne, sur les bords mêmes du torrent ; mais au Mont-Dore la vallée est orientée du nord au midi, tandis qu'à La Bourboule elle est orientée de l'est à l'ouest.

Ces notions sur l'altitude et l'orientation sont importantes, spécialement en pays de montagne.

C'est aux mois d'août et de septembre surtout, toujours beaux en Auvergne, que la différence d'orientation joue un rôle considérable. Dirigée de l'est à l'ouest, la vallée de La Bourboule reçoit les premiers et les derniers rayons du soleil, alors que celle du Mont-Dore n'est échauffée que tard dans la matinée et plongée dans l'ombre beaucoup plus tôt. En outre, la différence d'altitude (environ 200 mètres) est aussi à considérer.

CONSIDÉRATIONS GÉNÉRALES

Sans doute, l'analyse chimique ne nous donne que des données très vagues sur l'action des eaux. Il faut néanmoins en tenir compte dans une certaine mesure, surtout quand l'observation clinique est d'accord avec l'analyse thérapeutique.

Une des principales causes de la confusion que font souvent les praticiens entre les eaux du Mont-Dore et celles de La Bourboule vient de ce fait qu'elles sont dites toutes deux eaux arsenicales.

Si les médecins du Mont-Dore sont eux-mêmes disposés à changer cette étiquette pour une autre, et plutôt par exemple à classer leurs eaux dans les silicatées [1], elle n'en est pas moins maintenue sur les prospectus, les affiches et même dans des traités d'hydrologie [2].

Et cependant l'eau du Mont-Dore ne contient pour ainsi dire que des traces d'arsenic, comme beaucoup d'autres eaux inconnues ou insignifiantes.

La Bourboule en contient une forte proportion (près de 3 centigrammes d'arseniate de soude par litre), ce qui la classe hors de pair ; la clinique et la physiologie sont ici d'accord avec la chimie ; les malades subissent à La Bourboule un véritable traitement arsenical. Si, livrés à eux-mêmes, ils suivent un traitement inconsidéré, comme cela malheureusement arrive trop souvent, ils peuvent avoir des accidents d'arsenicisme.

Il convient donc de fixer ce point dans l'esprit des médecins et même du public : le Mont-Dore est une station très active, très bienfaisante, mais elle n'est pas arsenicale. La Bourboule est franchement, fortement arsenicale ; elle est non moins bienfaisante et non moins active.

L'action des deux traitements n'est pas la même, et c'est ici que l'analyse clinique entre en scène. D'une façon générale, le

(1) J. NICOLAS, *Loc. cit.*
(2) WEBER, Traduction de MM. Doyon et Spillmann.

traitement du Mont-Dore est calmant, tempérant, déconges-
tionnant. Il combat plutôt la lésion que le tempérament qui l'a
fait naître, tempérament inné ou acquis, tempérament propre
ou diathèse. Sans doute, les effets du traitement aboutissent à
la reconstitution du malade, et pour atteindre ce but les eaux
sont aidées, comme partout, par un grand nombre de facteurs ;
mais c'est pour ainsi dire par voie indirecte que se produit cette
action de reconstitution. La lésion est améliorée ou guérie ;
tout l'organisme s'en ressent et un mieux être général en est la
conséquence.

Le traitement de La Bourboule s'attaque lui aussi à la lésion,
mais il s'adresse en même temps et peut-être encore plus à
l'organisme entier, et c'est par là, croyons-nous, que son action
est surtout marquée. Il *altère* l'organisme, pour employer le
vieux mot de nos pères, et arrive par lui jusqu'à la lésion. Il la
combat dans sa nature même ; c'est par le tempérament qu'il
la pénètre : modificateur par excellence, il prévient la maladie,
altère ou fait disparaître les éléments morbides, attaque le
terrain où ils seraient tout prêts à évoluer.

Le mode d'action du traitement est aussi tout autre : il est
congestionnant, excitant ; il ravive la nutrition chancelante et
la ramène à son taux normal ; spécifique en quelque sorte de
l'arthritisme.

Ici comme ailleurs, divers et de nombreux facteurs entrent en
jeu ; mais il y a dans les eaux thermales de La Bourboule une
sorte d'action spécifique où se reconnaissent à n'en pas douter
les propriétés thérapeutiques de l'arsenic associé au chlorure de
sodium.

La lésion est aussi touchée par le traitement local, et l'eau
peut être considérée comme un véritable topique. Donc, double
action très efficace et action médicamenteuse définie.

Les considérations générales que nous venons d'esquisser
devront s'appliquer naturellement aux diverses maladies de
l'arbre aérien et aussi et plus spécialement aux malades mêmes,
car chaque malade constitue un cas particulier.

INDICATIONS GÉNÉRALES

Nous ne voudrions pas nous exposer à de trop fréquentes répétitions, cependant presque forcées ; aussi nous permettra-t-on d'insister sur les indications générales.

Il faut envoyer à La Bourboule les malades chez lesquels l'état général morbide cause ou entretient les lésions ou les accidents, ceux pour lesquels on peut compter que, par la modification de l'état général, ces accidents disparaîtront, ainsi : les arthritiques en tête, de l'enfance à la vieillesse, lymphatiques, scrofuleux, hérédo-tuberculeux ou prédisposés à la tuberculose, diabétiques, goutteux, rhumatisants ; les dermopathes surtout, chez lesquels très souvent alternent les accidents de la peau et des muqueuses ; les neuro-arthritiques, avec leurs accidents si fréquents d'emphysème, d'asthme, de bronchite à répétition, etc.

Et parmi ces malades, il faudra faire un choix : on enverra de préférence les formes torpides, molles, qui ont besoin d'un coup de fouet ; celles qui pourront supporter sans inconvénient une certaine excitation, ou pour lesquelles un certain degré de congestion active n'est pas à redouter.

Au Mont-Dore seront réservés les susceptibles, les fragiles, les congestifs ; ceux aussi chez lesquels la lésion domine l'état général, ou encore chez lesquels il n'est plus permis d'espérer une modification profonde du tempérament morbide, mais seulement un relèvement des forces et de la vitalité.

Tarir la source des accidents n'est plus possible, c'est déjà énorme de les calmer et d'en conjurer les effets.

En deux mots : à La Bourboule, cure de terrain et aussi de lésions ; au Mont-Dore, surtout cure de lésions.

Une étude rapide des diverses maladies et de leurs formes nous fera encore mieux comprendre.

INDICATIONS DES CAS PARTICULIERS

Laryngite chronique

La laryngite simple se trouve aussi bien des deux stations : les pratiques hydrologiques étant les mêmes ou à peu près, le repos, l'hygiène font le reste.

La laryngite d'origine syphilitique, scrofuleuse, arthritique se trouvera mieux de La Bourboule.

La laryngite tuberculeuse, aux débuts ou peu active, se trouvera également bien des deux stations ; ulcérée, excitable, elle conviendra mieux au Mont-Dore.

Affections des fosses nasales

Mêmes observations que pour les affections du larynx. Lorsque prédomine l'élément strumeux, lymphatique, arthritique ou syphilitique, La Bourboule est indiquée.

Trachéo-bronchite — Bronchite

Le Mont-Dore conviendra mieux aux bronchites simples et surtout aux bronchites chroniques avec catarrhe abondant.

La Bourboule, aux bronchites arthritiques, aux bronchites à répétition, si souvent liées d'une façon très étroite aux affections de la peau (eczéma, urticaire, psoriasis, etc.) avec balancement ou alternance, à cette sorte de prurit bronchique, démangeaison des bronches, adéquate et parallèle à celle de la peau.

Congestions pulmonaires — Pneumonie et pleurésie chroniques

Chez un sujet à congestions arthritiques, fluxions actives, avec hémoptysie facile, il conviendra mieux de prescrire le Mont-Dore.

L'arthritique plutôt passif à congestions faciles aussi, mais sans hémoptysie ou avec très peu d'hémoptysie, congestions qui laissent dans la partie du poumon atteinte une sorte de reliquat induré se laissant mal pénétrer et constituant comme une épine, un appel à de nouvelles poussées ; ce malade, qui a besoin d'être plutôt excité que calmé, se trouvera mieux de La Bourboule.

De même, ces sortes de congestions ou fausses pneumonies que laisse si souvent la grippe à la base ou au sommet des poumons et qui donnent le change pour la tuberculose au début.

Emphysème

Les deux stations peuvent également revendiquer les emphy-
sémateux ; mais les mêmes observations qui s'appliquent à la
bronchite s'appliquent à l'emphysème, complication presque
constante de la bronchite.

Asthme

Guéneau de Mussy préférait La Bourboule pour les asthmes
secs chez les neuro-arthritiques et recourait au Mont-Dore pour
les asthmes humides avec bronchite. C'est là encore, je crois,
l'expression de la vérité.

La Bourboule conviendra mieux à ces asthmes nerveux où
l'épiphénomène est tout ou presque tout, où l'hérédité, le
système nerveux, le dermatisme jouent le principal rôle, à
l'asthme, dit essentiel, que nulle lésion apparente n'explique.

Le Mont-Dore conviendra mieux aux asthmes avec bronchite
humide.

Mais, pour cette affection si complexe dans ses causes et dans
ses allures, le départ est très difficile à fixer ; beaucoup de
stations, de climats même se vantent de guérir ou du moins de
soulager les asthmatiques. C'est souvent affaire de tâtonnement,
d'essais successifs, et aussi de changements, tel asthmatique se
trouvant mieux une année d'une altitude élevée, tel autre d'une
moyenne, tel autre enfin d'un simple déplacement à la campagne
ou à la mer, que dis-je ? à la ville, ou encore des eaux sulfu-
reuses, arsenicales ou autres.

Adénopathie trachéo-bronchique

Ici, La Bourboule doit être hardiment préférée ; son action
est vraiment souveraine. Ces asthmes faux de *l'enfance*, qui
tiennent si souvent à la compression des bronches, y guérissent
pour toujours.

Tuberculose

Les candidats, les débutants, ceux qui peuvent encore facilement guérir par une médication active et portant sur le terrain
même, telle est la clientèle que doit revendiquer La Bourboule.
Tant que la lésion n'est pas trop étendue, que l'on peut encore
à bon droit compter l'enserrer, l'étouffer, la tuer dans l'œuf ;
tant que le doute est encore permis sur sa nature (pneumonie
chronique douteuse), tant que nous avons affaire à un sujet à
réactions vivaces, La Bourboule est la station de choix.

Si les lésions sont avancées, arrivées à la seconde période, il
est souvent encore temps d'arrêter le mal, et le traitement actif
de La Bourboule est indiqué.

Au Mont-Dore doivent être réservées les lésions plus avancées,
ainsi que les formes bronchitiques étendues.

L'hémoptysie n'est pas une contre-indication à la cure de La
Bourboule. J'ai soigné, l'année dernière, entre autres, un jeune
homme arrivé en pleine crise d'hémoptysie répétée et qui s'est
trouvé très amélioré, a passé un bon hiver, et me revient cette
année en bien meilleur état général et local.

Néanmoins, on doit réserver au Mont-Dore les hémoptoïques
d'habitude, à poussées congestives actives.

En résumé, La Bourboule réclame plutôt les prétuberculeux,
les tuberculeux guérissables, les tuberculeux à peine ouverts,
les tuberculeux arthritiques et peu congestifs.

Au Mont-Dore seront envoyés la grande partie des autres, de
tous ceux qui vont demander aux eaux et au climat une améllio-
ration très réelle plutôt qu'une guérison, héias ! très aléatoire.

Dans les deux stations, ils trouveront, du reste, l'aération,
l'irradiation si salutaires ; on tiendra un compte très sérieux des
notions que nous avons données plus haut sur l'altitude et le
climat.

CONCLUSIONS

Ai-je réussi à donner à mes confrères une idée assez nette des
indications du Mont-Dore et de La Bourboule dans les maladies
des voies aériennes ?

Le sujet est très difficile, très compliqué. J'espère cependant avoir posé quelques jalons, fixé quelques idées.

J'ai cherché à être aussi impartial que possible, aussi clinicien que possible, faisant abstraction de mes fonctions de médecin hydrologue et demeurant malgré tout praticien.

En résumé, les deux stations rendent dans les maladies des voies respiratoires les plus éminents services. Ce sont des questions de nature, de causes, de nuances aussi et aussi de cas particuliers.

Dans l'une des stations, La Bourboule, on peut chercher et obtenir la cure radicale : c'est là un point d'énorme importance. On ne nous reprochera pas, je l'espère, d'avoir cherché à le faire ressortir. Dans cette même station, on peut appliquer en toute assurance un traitement arsenical ; on sait ce que l'on fait : les indications sont ainsi précisées. Tous les malades auxquels convient l'arsenic peuvent y être envoyés de confiance. C'est encore là un point extrêmement important.

Au reste, les deux stations, placées côte à côte pour ainsi dire et rapprochées par la voie ferrée, doivent vivre d'accord et se tendre la main. Les mêmes malades, aux divers degrés de leur maladie, peuvent y être soignés : tel commencera par La Bourboule, tel par le Mont-Dore ; beaucoup pourront demander à l'une ou l'autre des stations une cure complémentaire. Dans certains cas même, il sera bon d'associer les deux traitements et de les appliquer en même temps.

CHAPITRE XI

Traitement à domicile par l'eau
de La Bourboule

L'EAU TRANSPORTÉE

Solution naturelle d'arsenic, l'eau de La Bourboule peut rendre de réels services dans tous les cas où la médication arsenicale est indiquée.

Non seulement elle est utile chez la plupart des malades qui ont fait une cure à la station, leur permettant ainsi de prolonger ou de continuer la cure ; mais, encore une fois, elle constitue un excellent élément de médication arsenicale dans n'importe quel cas.

Contenant 28 milligrammes d'arseniate de soude par litre, elle représente, par verre de 120 grammes, environ 4 milligrammes d'arseniate, soit environ 3 gouttes de liqueur de Fowler.

On doit prendre l'eau minérale ou tout de suite avant ou pendant le repas, soit pure, soit coupée avec du vin, de la bière ou toute autre boisson ; il est inutile de la faire chauffer.

Comme toutes les préparations arsenicales elle doit être prise au moment du repas ou, du moins, très à proximité ; sans cette précaution on risquerait de se heurter à de l'intolérance des voies digestives.

Il faut encore savoir que, prise en dehors de la station, elle est souvent moins bien supportée qu'à la source même : elle se comporte dès lors à la façon de n'importe quel composé arsenical ; cependant on doit dire que, en thèse générale, elle est mieux tolérée que les préparations pharmaceutiques. Tel malade qui n'aura pas supporté l'acide arsénieux ou la liqueur Fowler prendra sans aucun inconvénient l'eau de La Bourboule.

On recommande très souvent aux malades de faire, après une saison, une cure à domicile d'une quinzaine de jours, tous les trois ou quatre mois ; un verre à bordeaux à chaque repas est, en général, une dose suffisante; mais on peut aller un peu au-delà, en surveillant avec attention la susceptibilité de l'appareil digestif.

Dans les états chroniques (arthritisme), dans le lymphatisme, spécialement chez les enfants, dans les affections « à répétition » des voies respiratoires, dans le diabète ; chez les dermopathes, dans l'anémie, l'impaludisme ; dans tous les cas, en un mot, où la cure à la station a été ou serait utile, la cure à domicile est indiquée.

En applications externes l'eau minérale produit de très bons effets, notamment dans certaines affections de la peau (eczéma, lichen, prurits localisés, furonculose, etc.). C'est sous forme de lotions, applications, pulvérisations qu'il faut l'employer, mais il conviendra de la chauffer au bain-marie jusqu'à 25, 30 degrés et même davantage suivant le cas.

En résumé, l'eau transportée est d'une incontestable utilité dans un grand nombre de cas ; elle constitue un mode facile et peu coûteux d'administration de l'arsenic : elle est, en général, mieux tolérée que les préparations pharmaceutiques.

Mais il ne faut pas lui demander les mêmes qualités et la même énergie qu'à la source naissante.

Beaucoup de médecins et non des moindres font prendre de l'eau minérale à petites doses aux malades qui doivent faire la cure ; ils les essaient ainsi et les préparent. C'est d'une excellente pratique.

Beaucoup encore conseillent aux malades qui ont suivi la cure de continuer à prendre de petites doses par intervalles, suivant les règles tracées plus haut.

Dans ces conditions, des « saisons » à domicile doivent rendre des services, mais ce serait une grosse erreur de croire qu'elles peuvent suppléer à une cure véritable et permettre au malade de s'en dispenser. La cure à domicile ne peut pas remplacer la cure à la station ; il n'y a aucune comparaison possible.

TABLEAU

des Grandes Indications de La Bourboule

Station Thermale et Climatique

(Altitude moyenne : 850 m.)

*Climat de montagne, cure hydro-minérale, arsenicale, chlorurée
sodique et bicarbonatée.*

1º **Tempérament lymphatique.**

Adénopathies, prétuberculose.

2º **Hérédité**

lymphatique, syphilitique, tuberculeuse.

3º **Affections chroniques des muqueuses.**

Nez, gorge, bronches, organes génitaux, asthme, asthme
des foins.

4º **Anémies.**

Anémie vraie, chloro-anémie, fausses anémies, fausses
neurasthénies, *anémie des pays chauds.*

5º **Arthritisme.**

Nutrition ralentie ou retardée, obésité, *diabètes*, rhumatisme chronique, neuro-arthritisme.

6º **Impaludisme chronique.**

7º **Affections chroniques des voies respiratoires.**

Emphysème, asthmes, bronchite chronique, bronchites
à répétition.
Lésions chroniques douteuses ou mal déterminées.

8° **Maladies de la peau.**

Susceptibilité dermopathique générale (urticaire, eczéma, psoriasis, etc.).

Alternance habituelle entre les troubles de l'appareil de revêtement (peau et muqueuses) et les troubles ou lésions des autres appareils.

9° **Maladies des enfants.**

Hérédité arthritique, lymphatique, tuberculeuse, syphilitique ; croissance et nutrition retardées, lymphatisme, *adénopathies.*

Susceptibilité particulière de la peau et des muqueuses.

Maladies à répétition des voies respiratoires (angines, coryzas, bronchite à répétition.

Maladies chroniques des voies respiratoires.

TABLE DES MATIÈRES

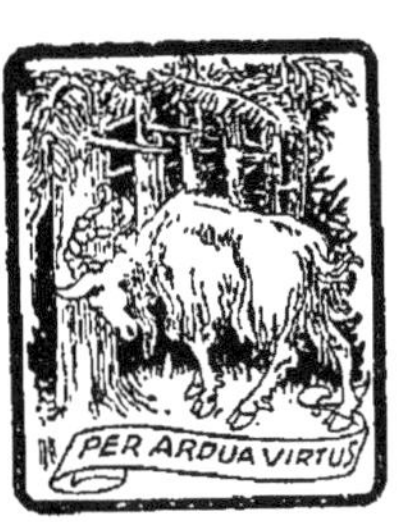

Pap. Grav & Imp. L. GEISLER
aux CHATELLES, par Raon-l'Etape (Vosges)
1, rue de Médicis, Paris.